疾患別

作業療法における
上肢機能
アプローチ

編集 山本伸一
山梨リハビリテーション病院

三輪書店

執筆者一覧（執筆順）

山本伸一（山梨リハビリテーション病院，OT）
武田　清（健康科学大学，医師）
高橋栄子（富士温泉病院，OT）
野頭利幸（諏訪赤十字病院リハビリテーションセンター，OT）
平石武士（日高リハビリテーション病院，OT）
廣田真由美（石和温泉病院，OT）
長田麻由美（元石和温泉病院，OT）
下里　綱（大浜第一病院，OT）
吉嶺　浩（大浜第一病院，OT）
新里　光（大浜第一病院，OT）
五月女麻紀（大浜第一病院，OT）
井上　健（公立置賜総合病院，OT）
渡部昭博（医療法人辰星会 枡病院，OT）
阿部恵理（医療法人辰星会 枡病院，OT）
中島雪彦（熊本機能病院，OT）
山内智香子（熊本機能病院，OT）
大橋妙子（熊本機能病院，PT）
德永　誠（熊本機能病院，医師）
渡邊　進（熊本機能病院，医師）
中西亮二（熊本機能病院，医師）
出田　透（前熊本機能病院，医師）
玉垣　努（神奈川県立保健福祉大学，OT）
佐藤信治（道後温泉病院，OT）
喜田智香（道後温泉病院，OT）
錠内広之（日本鋼管病院，OT）
佐藤真一（健康科学大学，OT）
鷹左右由紀（市立甲府病院，OT）
有泉宏紀（市立甲府病院，OT）
大川尊規（南川整形外科病院，OT）
松山拓史（渡辺整形外科病院，OT）
宮本　洋（南川整形外科病院 手の外科・外傷センター，医師）
南雲浩隆（東京都立神経病院，OT）
田中勇次郎（東京都作業療法士会，OT）
吉澤いづみ（東京慈恵会医科大学附属病院，OT）
大庭潤平（神戸学院大学，OT）
柴田八衣子（兵庫県立リハビリテーション中央病院，OT）
溝部二十四（兵庫県立リハビリテーション中央病院，OT）
中勝彩香（兵庫県立リハビリテーション中央病院，OT）

まえがき

　上肢機能は日常生活機能に直結する．障害が両手であっても片手であっても，そして求められる具体的機能が違っていても，アプローチには個別性が重要視されるだろう．それぞれの対象者によって，それぞれの関わり方がある．私たち OT には，対象者への介入方法はマニュアルにできないという自負があり，その介入方法を追求していくのも醍醐味である．リハビリテーションにおいて，疾患は選ばない．多岐にわたる対象者が目の前にいらっしゃる．しかし，背景となる疾患のことは十分に理解できているだろうか．少なくとも「これだけは知っておきたい」基礎的医学や一般臨床での介入ポイントは知識として必要である．

　対象者の病態像は，年齢・障害部位にかかわらず，発症後の対象者を取り巻くさまざまな状況，つまりセラピストのアプローチの違いによっても大きく変化してくる．自然回復だけに頼ることは，片麻痺患者であれば非麻痺側の過剰活動による連合反応や共同運動を生じ，本疾患に典型的な肢位である Wernicke-Mann 肢位をとることが予想できる．また他疾患であっても，拘縮や筋短縮を生じることで活動性の幅を狭小化するかもしれない．こうした対象者は，さまざまな刺激を受ける機会さえ与えられていないかもしれない．そして，回復する能力がありながらも廃用症候群になっていることが懸念される．活動性を高めるきっかけがあれば，病態は変化し得る．必要な時期に必要な介入があるはずだ．「障害を負った部位は治療をすること」である．それは，"脳"であれ"身体のパーツ"であれ，今の時点での最善の方法で関わることだ．それが責務．医学とはそういうものだと信じている．保健・医療・福祉・教育の現場において，私たちはこの信念を忘れてはならない．

　本書では，中枢神経系疾患・脊髄損傷・関節リウマチ・末梢神経障害・骨折・神経難病・乳がん・切断等を集約した．それらの疾患理解から上肢機能の特徴・治療のポイント，さらには症例報告を収めている．各疾患に対して，対象者の「それぞれのリハビリテーション」のためにセラピストがどう立ち振る舞い，介入したのかをわかりやすく解説している．

　　　　私たちの臨床は，私たちが創る
　　　　対象者のために
　　　　そして，私たちのために

　現場で活かしていただければ幸いである．それが，執筆者を代表しての願い．

　最後に，各執筆者にご協力いただきました対象者様，そしてご助言・ご指導いただきました諸先生方に深謝申し上げます．

2012 年 4 月
山梨リハビリテーション病院
作業療法士　山本伸一

<目次>

まえがき 3
序　上肢機能へのアプローチにあたって 7

第Ⅰ部　総論

1. 上肢機能―知覚探索-操作器官としての役割に向けて 20
2. バランス器官としての上肢の役割 28
3. アクティビティの特性と臨床的介入 34
4. 脳損傷者における道具操作 43

第Ⅱ部　疾患別上肢機能アプローチ

1. 脳血管障害急性期における上肢機能へのアプローチ 52
2. 脳血管障害回復期における上肢機能へのアプローチ 59
3. 脳血管障害維持期（生活期）における上肢機能へのアプローチ 68
4. パーキンソン病における上肢機能へのアプローチ 75
5. 脊髄損傷における上肢機能へのアプローチ 83
6. 関節リウマチにおける上肢機能へのアプローチ 90
7. 末梢神経損傷における上肢機能へのアプローチ 99
8. 骨折における上肢機能へのアプローチ―LCP術後を中心に 107
9. 手外科疾患における上肢機能へのアプローチ
　―橈骨遠位端骨折の合併症を予防するハンドセラピィの実践を中心に 118
10. 筋萎縮性側索硬化症における上肢機能へのアプローチ 129
11. 乳がん・リンパ浮腫における上肢機能へのアプローチ 142
12. 切断における上肢機能へのアプローチ 151

索引 161

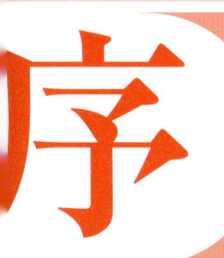

序 上肢機能へのアプローチにあたって

山本伸一(山梨リハビリテーション病院, OT), 武田　清(健康科学大学, 医師)

◆ はじめに

　昨今，医療・福祉は急性期・回復期・維持期（生活期）や終末期と機能分化されてきた．諸外国では，超急性期でのOTの関わりが非常に少ない．その一方で，福祉分野では活躍されていることも多い．日本には日本のリハビリテーションスタイルが構築されてきた．どのステージにもOT・PT等が職名配置された中でサービスが展開されつつある．わが国のリハビリテーションのあり方が問われているといってもいいだろう．これは，各疾患の特性をリスク管理も含めて理解しなければならないということであり，幅の広い対象がわれわれの守備範囲であるという現状がある．

◆ 上肢機能へのアプローチにあたって

　進化の中で，独立した二足歩行を移動手段とするようになった「人間」は，体幹の選択された伸展活動と肩甲骨の自由性を獲得し

表　上肢の機能的役割

①支　持	頭頸部・体幹・下肢との協調関係を保ちながら，バランス反応として身体を支持する
②保　護	到達範囲の中で自身の域を確立し，範囲を広げたり接触することで共有化を図る
③到　達	物を操作・移動するために，さまざまな方向へ手を運ぶ
④操　作	視覚とともに，道具操作における感覚器官となる（上肢の最大機能）
⑤表　現	ジェスチャーや感情も含め，コミュニケーション機能の一役を担う
⑥その他	職人芸や芸術等の特殊機能・コスメティックな要素

た．肩甲骨と胸部・体幹の骨的連結は胸鎖関節のみであり，肩甲骨は肋骨の上を浮遊している状態にある（詳細は第Ⅰ部第2章の「バランス器官としての上肢の役割」で述べる）．肩甲帯は，多くの靱帯・筋で保たれており，姿勢筋緊張の影響を受けやすいだろう．このことは，同時に上腕・前腕の回旋機能があるといえる．これらの背景には手の巧緻性があり，進化上だけでなく発達においても「課題」が先行していることはいうまでもない．上肢の機能的役割を表に示す．支持・保護・到達・操作・表現等は，「人間」だからこそ培うことができたものである．

図1　OTの介入のあり方

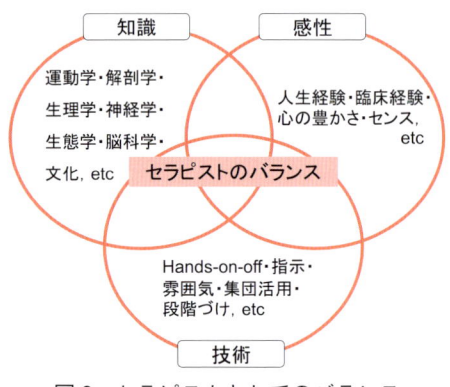

図2　セラピストとしてのバランス

　手の巧緻性・道具等の操作性は，生活するうえで欠かせない．しかしながら，多くの疾患においてはそれが阻害されていることが多い．重要なのは関節可動域なのか，運動学なのか，または感覚なのか．一つひとつの分析は行えていても，その総合的解釈が難しい．これでいいだろうと判断していても，対象者は手を使用しないことがある．自助具や福祉用具は，リハビリテーションにおいて非常に重要な道具であるにもかかわらず，処方はされたものの使っていただいていたのは最初だけで，気がつくと部屋の隅に置いてある．このような経験はないだろうか．セラピストは，悩まされるところである．

　生活の中で「手を使う」．これには，何かしらの原則がある．その指針が必要だ．ここではOT，そしてセラピストとしての関わり方の整理をする．さらに，疾患別では，上肢・手の機能として求めるものは異なっていても共通原則があることに着目し，整理してみよう．

◆ **OTの基本的介入は？**

　OTの介入は，対象者に個別に対応しなければならない（図1）．介入方法は対象者の状況に合わせて駆使をする．介入者の姿勢・ポジションにも気をつけなくてはならないだろう．徒手誘導のためには，基本的に介入者はリラックスしていることである．つまり精神状況はもちろんのこと，セラピストの四肢が十分に動くことが大切である．末梢と体幹部の中間にある肘・膝がコントロールされている状態で，そのうえで末梢部の手がゆとりをもっていること．これは対象者の状態を分析・理解するために必要といえる．さらに対象者においては，体性感覚を通した経験が運動学習において大切なポイントとなることを考えるべきであろう．それに加えて，口頭指示も工夫が必要である．いつ，どの場面で声をかけるのかによって対象者の能力UPも期待できるが，数多くの声かけでは混乱を招き，逆に少ないと動けない方もいることはいうまでもない．さらには，OT自身のもつ雰囲気や集団力動も知識と経験によって培われ，対象者の活動を向上させる重要なものである．

　図2は，セラピストとしてのバランスを模式図にした．知識があるだけでは臨床は成り立たない．人生経験や臨床経験により育まれた心の豊かさ，その背景があってのセンスも重要だろう．これらが前述した介入のあり方

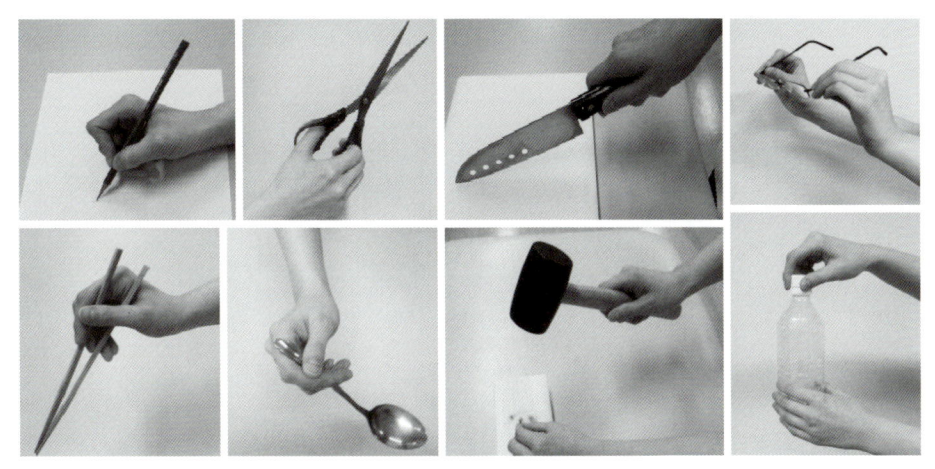

図3　生活の中の手

を磨いてくれる．バランスのよいセラピストは，この3つが整合されているのではないだろうか．

◆ 人間の手の基本原則

①**手は，尺側・小指球側の安定性と橈側・母指球側のオリエンテーションが必要である**（オリエンテーションとは，定位・定位反応・操作・方向づけ等の意味をもつ）：図3にあるように，鉛筆・はさみであろうが箸であろうが，Ⅰ～Ⅲ指が操作の主となると思いがちである．果たしてそうであろうか．対象者は，道具を使用するにあたって，「力が入らない」と訴えることが多い．よく観察してみると，Ⅳ，Ⅴ指のパワーが不足していることに気がつく．解剖学的にみても母指球と小指球は手掌腱膜で連結（図4，5）しており，その相互作用が必要だ．意識的に小指球や母指球が単独で力を入れることは到底無理である．つまり操作の主はⅠ～Ⅲ指ではなく，Ⅰ～Ⅴ指がすべて機能していてこそといえる．操作する対象は，大きいものもあれば小さいものもある．粗大運動もあれば巧緻性を要求されることもある．つまり，「幅」をもつのが特徴である．であれば，尺側・小指球側の安定性の「幅」も必要であるということになる．対象者が道具を操作する場合，過剰活動や，逆に活動が不足していることが多く，その幅をもつことが困難な状態に陥っている可能性が高い．

②**手は，パワーを生み出すことができる**：ある程度の握力は必要である．対象を「叩く」ときには，手で直接もあれば道具を使用することもあり，多種多様である．意識は対象にあるが，手に注目してみよう．たとえば，手に竹刀を持っていたとする．思いっきり振りかぶって目の前の枕を「叩く」．そのときの手の形はどうなっているだろうか．ほとんどが尺屈していることに気がつく（図6）．そもそも手首の尺屈は橈屈に比べて非常に可動性をもち，それは倍以上である．これは何のためにあるのか．興味深いのは豆状骨の存在であり，小指球筋と尺側手根屈筋をつなぐ役割である（図7～9）．

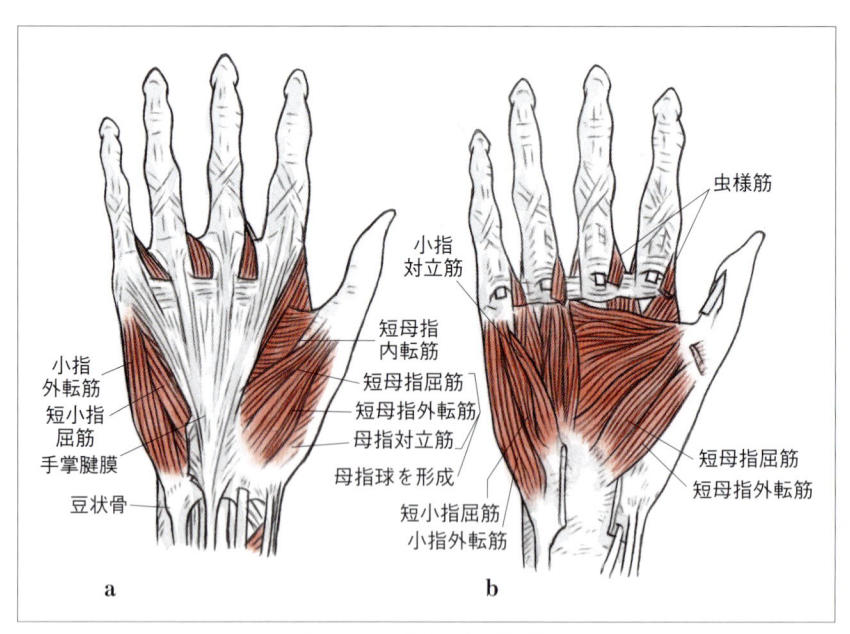

図4　手の解剖（手掌側）
a：表層筋，b：深層筋

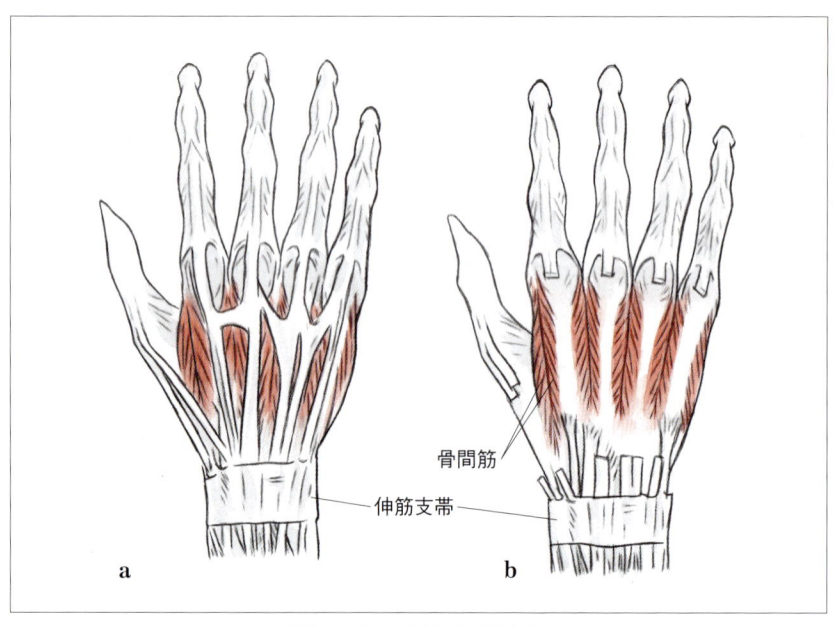

図5　手の解剖（手背側）
a：表層筋，b：深層筋

だからこそ，手根骨の中で唯一，可動性をもつのであろう．手の操作における橈尺側運動の際は，その可動性をもった動きが著明である．手指は，先に挙げた巧緻性だけでなく，パワーを求められることもある．それを保障する安定性，尺側の筋収縮の幅

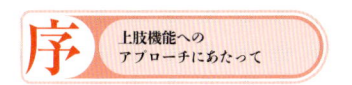

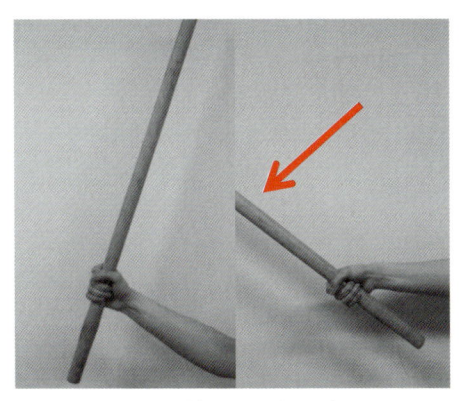

図6　棒で叩く際の手

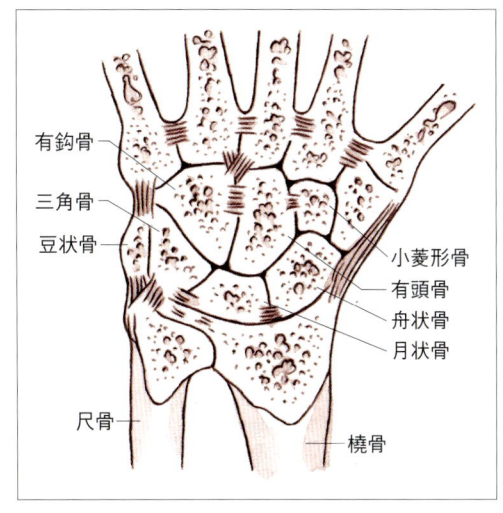

図7　手関節の解剖（右手 手掌側より）

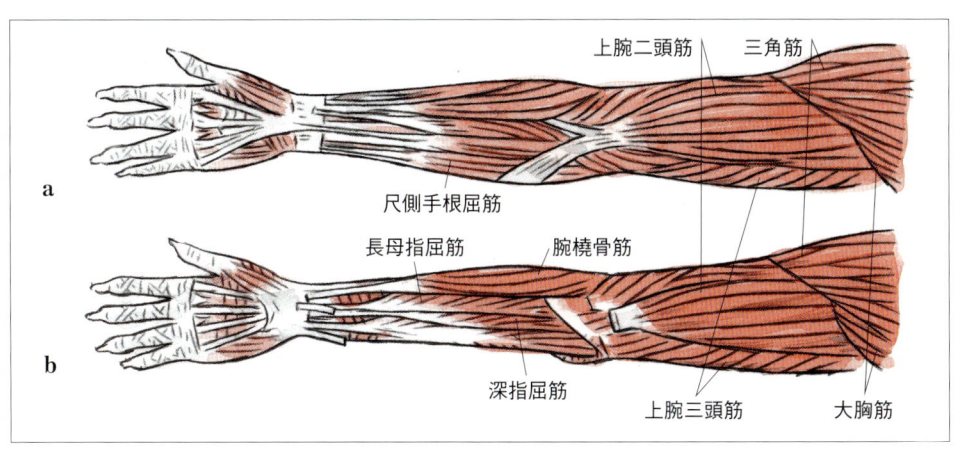

図8　手と腕の解剖（手掌側）
筋は連結している．a：表層筋，b：深層筋

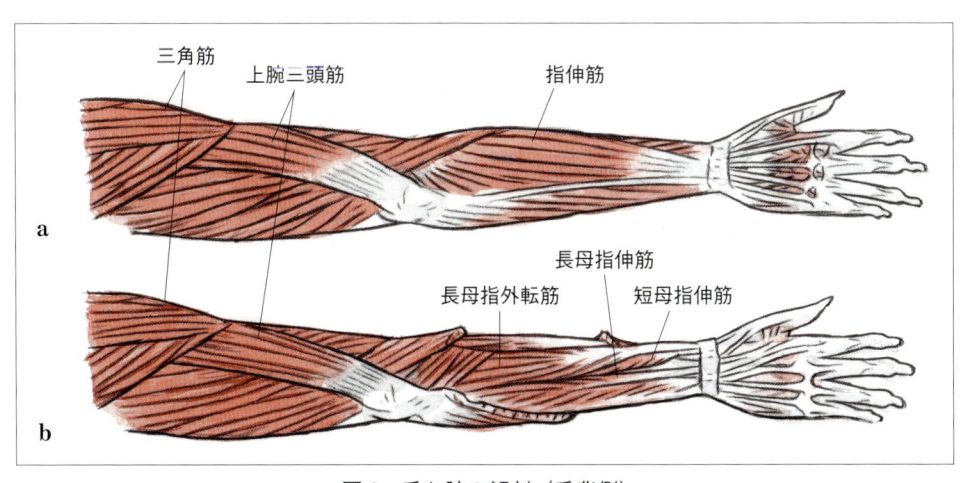

図9　手と腕の解剖（手背側）
a：表層筋，b：深層筋

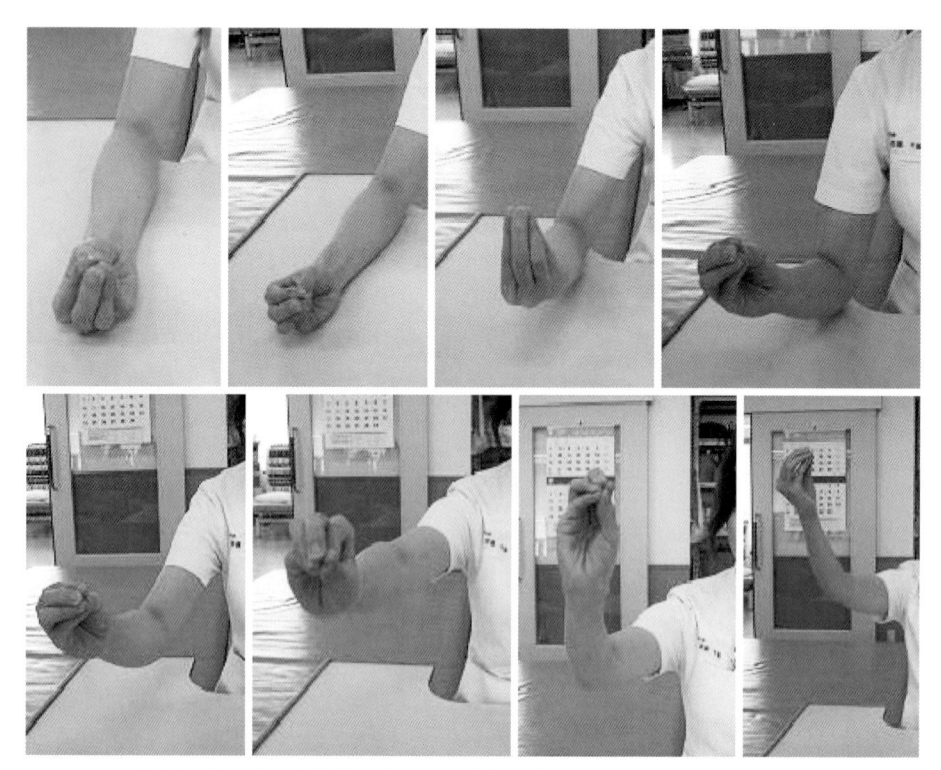

図10　どのような位置でもⅠ～Ⅴ指先は触れ合っていることができる

がなくてはならない．筋の長さを保っていることが必要なのである．その長さは，筋連結された中で維持しているといえる．どれかの筋に支障があれば，必ず全体への影響も生じるだろう．おのおのの可動域の確保は上肢の長さ等を明確にし，それは手の機能との密接な関係となる．

③Ⅰ～Ⅴ指先は，手掌内空間のどのポジションでも触れ合うことができる：人間の手はきわめて美しく形づくられており，非常に繊細である．そして，どのような意思でも瞬時に反応する．人間は呼吸しているかのように無意識に手を使用している……手を使っていてもそれに気づかないこと，それ自体がまさに中枢神経の素晴らしいところでもある．気がついてみると，人間の手は5本の指がつまみ動作を行った場合，それぞれの先端が適度なリラックスのもとに触り合える．それは，どのような活動時でも保障されている．肩や肘が，どのような格好をしていても崩れることはない．前腕が回内しようと回外しようと，また背底屈の中でも，指腹部は触れ合うことができる（図10）．縦・横・斜めのアーチがあるからこそ，可能なのである．手は生きている．表現が豊かにできるのだ．多くの対象者は，この機能が損なわれている．なんとかつまみが可能でも，スピードを要求されると格好は崩れてしまう．背屈すると母指は屈曲活動が優位となって操作困難となることもある．中枢神経系疾患だけでなく，他疾患でもみられる現象である．

④5本の指は長さが違っているが，手掌内へ屈曲するとⅡ～Ⅴ指先は原則で同一線上に

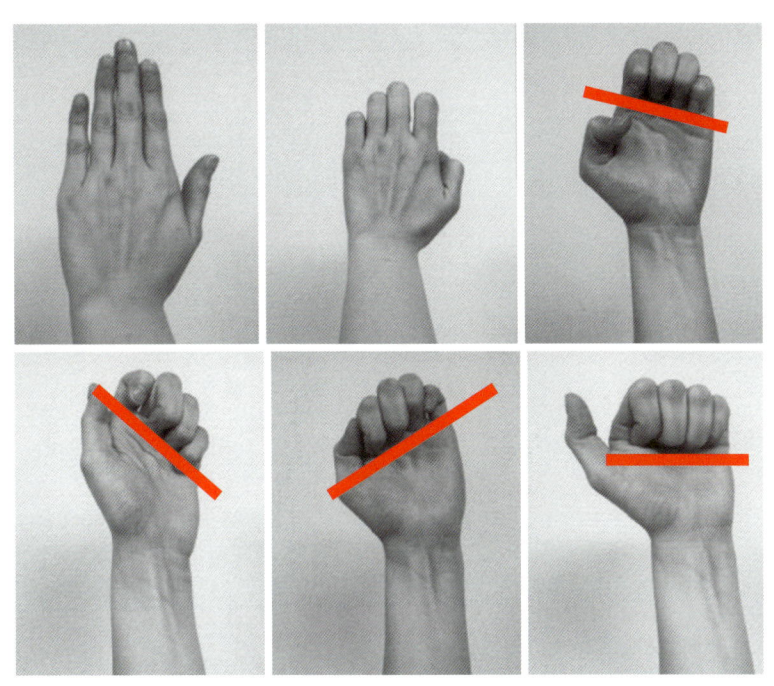

図11　空間で指を自然に握ると一直線上になる

なる：自分の指を伸ばして手背を見てみよう．Ⅱ～Ⅴ指は，個人差があるものの長さが異なる．そこで自然に屈曲し，指先を見ていただきたい（**図11**）．どうなっているのか．長さは違っていてもⅡ～Ⅴの指先は一直線上にある．進化上・発達上において，手の操作性・把持機能が向上したことにより，つまり分離性が要求されたことで，この機能的肢位は成立したのだろう．特に感覚障害をもった対象者は，これらの動きが阻害されている場合が多い．指先は高さの異なったままの屈曲であり，把持動作は困難である．ひいては，対象を適度な圧力で捉えたつまみ動作にならない．

⑤**空間で5本の指を屈曲・伸展すると，その指先同士は平面上で構成される**：空間での指の屈曲・伸展は全可動域をもつことが望ましい．多くある筋群の長さを保つことは非常に重要である．それは，各感覚受容器がより正常に機能することであり，対象物を捉えることにつながる．対象物への接触の前準備でもある空間での指の動きは，操作に対する「構え」でもある．より合理的に機能的に遂行するためには，全方向に対する中間的なポジションにいることが求められるだろう．**図12**のように，空間での手指の屈曲・伸展活動における指先に着目していただきたい．平面上で構成されていることに驚かされる．もちろん，意識をすればそうではなくなるが，自然に動いていれば，崩れることはない．次の操作，「つかむ・つまむ・引っかく・突っつく」等への機能的な構えとして捉えるべきである．それは①の機能へとつながり，対象物との能動的な接触へと結びつく．このときには，対象に合わせた変幻自在な動きとなる．

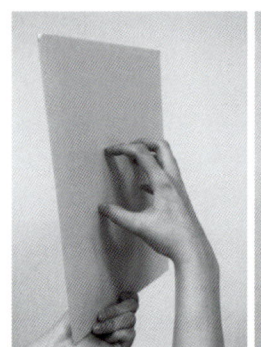

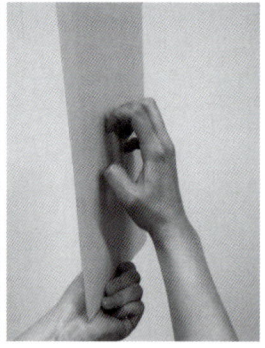

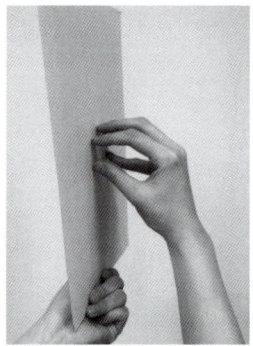

図12　空間で手指を自然に動かすとⅠ～Ⅴ指先は平面上に構成される

◆ 知覚は存在する

　人間はなぜスムーズに動けるのだろう．もちろん"意識的に"手足を動かすことはできる．しかし，意識的に身体を動かすことだけでスムーズな動きが可能になるだろうか．今，私は書斎の椅子に座ってパソコンに向かっているのだが，意識的な動きだけでキーボードを打つことができるのではない．キーを打つ際には，適度な動きによる指先の力の調整が必要である．しかし，その力の程度をいちいち考えながら加減していたのでは，とても作業ができない．脳のフィードフォワード系とフィードバック系が相互に働いて，指先から受けた抵抗感を瞬時に把握し，運動出力の適合状態を絶えず修正しているからこそ，"何も考えずに"文章を打つことができるのである．

　こうしたことは何も指先だけに限らない．足底面や座面でも同様のことが行われている．座位という姿勢の中で適度な接触を知覚し，指先・上肢の活動を保障する体幹・下肢が適切な筋収縮を行っている．当然それは意識的に行われているものではない．知覚と行為の循環の中で，いわゆる自然な動きとして成り立っているのである．

　これらのことは，身体を取り巻くありとあらゆる環境の中で起きている．行為は環境との探索相互作用として循環しながら成り立ち，それがあるからこそスムーズな活動が可能となっている．つまり，知覚と運動は切っても切り離せない．どちらか一方のみで働いているものではなく，同時に機能するものなのだ．動いているから知覚があり，知覚があるから運動があるといえる．これが知覚探索活動である（第Ⅰ部第1章では「上肢機能―知覚探索-操作器官としての役割に向けて」を述べる）．

　松田は「一般に，感覚（sensation）とは，眼や耳などの感覚器官の基本的な機能として，環境の情報を担う物理化学的エネルギーを感受し，環境についての比較的単純な経験をもたらす生体と環境との最初の接点における機能であり，知覚（perception）とは，感覚をもたらす環境情報の様態や他の情報との相互作用，さらには既有の知識などの影響を受けた比較的複雑な，いわば，感覚的経験の適切な解釈にかかわる機能である」[1]と述べている．赤松は，「知覚とは感覚情報と過去にもっているテンプレートとのマッチングの結果得られるrecognition（再認）というものではなく，身体の統一性の相関項としての相互感覚物な

のであり，感覚運動統合による人と（もの）との統合状態ということができる．そして，その時，（もの）と我々とは全体として一つのシステムとなり，それによって我々は自由にふるまえるのである」[2]としている．これは，対象物と身体が同化していることが基本であるということを示している．

つまり同化している知覚情報とは，環境との適度な接触の連続であること．そのためには環境の中に存在する情報（外部環境・重力等）に対して，身体機能における支持面や対象物等から受ける抵抗感の継続したスムーズな変化が起こっているということが重要といえる．どのような疾患であれ，知覚は存在する．しかし，それが断続された動きになっており，過剰活動・不足活動となっていることが推測される．より機能的に，そして能動的に連続性をもった動作・行為となるように介入することが求められるだろう．

◆ 道具操作の知覚的条件

道具操作のための条件の一つとして，「道具の先を感じ取る」ことが必要だろう．Affolterは棒切れ現象，Dinnetは魔法の杖現象と呼ぶ[1]この共通特性は，介在的な道具からその先にある対象物の感触や抵抗感を知覚する原則である．Gibsonは，環境における情報を探索するための触れる・振る・突っつく等の動きを総称して，ダイナミック・タッチという表現[3]をしている．たとえば，スプーンを振ってみよう．その長さは，目を閉じていてもおおよそ当てることができるだろう．これは，杖やバットといった長い棒を持っても同様である．しかし，自らが動かなければわからない．手指・手関節・肘などが複合的に動くことが条件となる．さらに重要なのは，スプーンの先から具材等の接触抵抗感がわかるということ．「固い」，「柔らかい」，「サクサク感」等である．道具は，前述した通りに「身体と同化し，適度な接触抵抗感が連続している」ことが，結果的に動作・行為へとつながっている．日常の道具ではフォーク・箸・金槌・鉛筆・包丁・鋸など，どの道具を持っても，そして抵抗を加えたときにも，身体に返ってくる変化として情報を表してくれる．したがって，道具そのものを感じ取れなければ，身体器官の延長としての機能が発揮できないといえるのではないだろうか．これは，図3の「生活の中の手」でもいえることである．

また，手のみならず全身の姿勢筋緊張が，対象物から受ける情報を明確にするということも重要である．つまり，姿勢筋緊張の状態によって，手から受けた情報が異なってくるものと捉えたい．著者らは，「対象物を持っている端から持っていない片の端までの慣性モーメントから受ける先を知覚するためには，身体条件として手掌内の各受容器が働くことが必要であり，そこから受ける抵抗感の変化は末梢〜中枢部の選択的な活動が保障されなくてはならない」ことを強調している（図13[4]）．これは，長さだけでなく形も知覚することができるということであり，道具操作において重要な点であろう．われわれは，対象者の治療にあたるとき，常に全身の中の手というものを考慮しなくてはならないということである．

各疾患への上肢機能アプローチの場合，実用機能としてだけでなく，活動の中で部分的にでも効果を見いだすことも必要になることがある．また，道具の選択は対象者の潜在能

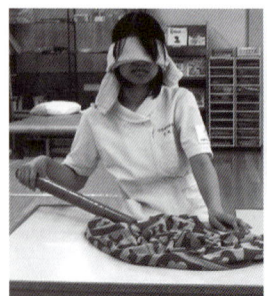

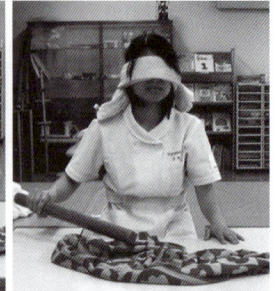

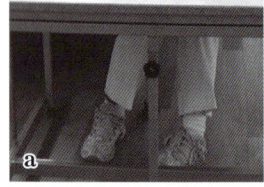

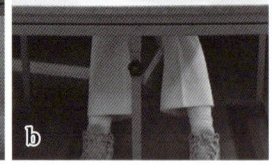

図13 道具操作における姿勢筋緊張の影響
（文献4より引用）

a：健常者が成人片麻痺者の姿勢筋緊張を擬似体験したものである．目隠し状態で，殿部の左側をプラットフォームの縁からはみ出させ，右殿部と足底面の情報から受けた座位で実験した．被検者の右側は肩甲帯の下制・体幹側屈と股関節の内旋，左側は肩の挙上と机上を押し返すような反応となり，片麻痺者に似た過剰反応姿勢となる．さらに，30 cmの棒を持たせると肘の過剰屈曲・手首の掌屈反応が著明．姿勢筋緊張は高緊張であり，姿勢の変換が困難な状態となって「棒の長さも先もわからない」と答える

b：両殿部と足底面からは左右対称の情報を与えた．同様に目隠し状態で手には棒を持たせ，机上にある対象物の素材を当ててもらう．姿勢筋緊張はリラックスし，右側の肩関節・手首・手指の回旋要素が入り探索活動を行っている．直接に対象物を触らなくても棒の先から受ける抵抗感を手に感じ取り，「タオルのようなもの」と答えることができた

力や，治療目的によっても変わってくるということを忘れてはならない（第Ⅰ部第4章では「脳損傷者における道具操作」について述べる）．

道具には，道具の世界がある．それぞれに対象が存在して成り立つものである．たとえばペンと紙は相互作用関係であり，個別にあるものではない．それぞれが引き起こす抵抗感の反作用が筆圧となり，姿勢との協調関係が必要である．さらに，一般的に紙は机上に置くものであり，机の高低・大きさ・素材等によって雰囲気も変わる．どこの部屋で書くのかによってもまた変わる．誰に書くかも重要なことであり，訓練として書くのと人を想って書くのとでは違ってくる．そのような体制化・精緻化された一つの行為においては，脳内の活動は選択的なのである．Leonardは，「スキルの習得（実行と学習）と保持（記憶）は同じ神経過程を反映しているものではない．……いくつかの要因が，スキルの習得のスピードやその維持に貢献していると思われる」[5]と述べている．つまり，その人を取り巻く道具・環境すべてが治療の中に取り入れるべき選択対象となるということである．

◆ 上肢治療における原則

ここでは，上肢治療における原則を項目として述べる．これらは，症例報告の中でも重要なポイントとなっている．もちろん各対象者に応じて必要なことを優先し，介入を試みることがよいであろう．

① **筋の長さを保ち，変位した筋アライメントを修正する**：筋は，麻痺・不動等の影響で変位し長さも短縮する傾向にある．長さを保つことは収縮の幅を保つことであり，バランスや手の操作機能には欠かせない．より正常な位置に戻し，さまざまな情報を受け入れられる受容器の活動を向上させることを心がける．

② **姿勢アライメントを整える**：姿勢アライメントを整えるということは，背景に正常な関節包内運動を起こさせるものである．それは，関節・筋・組織の整ったものであり，知覚-運動の背景ともなる．上肢へのアプローチであれば，手のみならず肘・肩関節

のアライメントを同時に修正することが必要である．

③**筋・姿勢の双方を考慮して連結をより正常化する**：筋は連結している．脳は一つひとつの筋に対して制御をしていない．「動きに対して」である．手の周辺における癒着等の問題は，機能を阻害する．さらに手部だけでなく，連なった前腕・上腕・肩・体幹・下肢との相互関係をみなくてはならない．特に手指の細かい操作では，肩甲帯・肩関節との関係は重要である．

④**中枢神経系との相互作用をもった postural-tone を再構築する**：立ち直り反応や平衡反応，保護的反応といった姿勢制御との相互作用も重要である．

⑤**知覚探索器官としての手を取り戻す**：知覚-運動循環における手であることが必要である（前項にて記載）．

⑥**道具と手は一体化することを目指す**：道具は過剰反応を引き起こしやすい反面，ダイナミック・タッチのような正常な知覚状態での軌跡が継続されている活動間は相対的な不変性をもっており，作業療法にとって有益である．

⑦**道具活用への介入は徒手誘導をはじめ，介入方法がいくつもある**：各種の道具は与えるだけでなく，その効率的構造に則った知覚的行為となるように環境が及ぼす影響・口頭指示を考慮して介入．また，道具先を知覚できるように徒手誘導を実践することも必要であることを付け加えさせていただく．

◆ おわりに

　ここで述べたことがすべてではない．リハビリテーションは，常に進化する．介入のあり方も医学的背景があるゆえに変化が止まらない．そのときそのときにベストを尽くす．これがセラピストである．本章で述べたことは，なんらかの指針として捉えていただきたい．情報は満ちている．その中で，それぞれが目の前の対象者に満足いただける介入を心がける．それが，著者の最大の願いである．

◎**文献**

1) 松田隆夫：知覚心理学の基礎．培風館，pp1-2，2000
2) 赤松幹之：人と「もの」とのハプティック・インタフェース．岩崎テル子，他：生存と自己表現のための知覚―セラピストのための基礎研究論文集 2．協同医書出版社，pp217-220，2000
3) 佐々木正人：アフォーダンス―新しい認知の理論．岩波書店，pp69-71，1994
4) 山本伸一，他：中枢神経疾患の活動分析―道具の分析と機能的作業療法．OT ジャーナル　36：1223-1228，2002
5) Leonard CT（著），松村道一，他（監訳）：ヒトの動きの神経科学．市村出版，pp219-228，2002
6) 山本伸一（編）：中枢神経系疾患に対する作業療法―具体的介入論から ADL・福祉用具・住環境への展開．三輪書店，2009
7) 山本伸一，他（編）：活動分析アプローチ―中枢神経系障害の評価と治療，第 2 版．青海社，2011
8) 山本伸一，他：中枢神経疾患に対する機能的作業療法―道具と身体の相互性を再確認し，作業療法における治療的介入を考える．OT ジャーナル　37：502-507，2003
9) 工藤　亮，他：病室環境の知覚的側面を考慮した成人片麻痺者へのアプローチ．OT ジャーナル　37：604-608，2003

10) 井上　健, 他：脳血管障害者における上肢の自律活動を目指して—知覚運動アプローチを中心とした経時的段階づけをスーパービジョン. OTジャーナル 40：200-213, 2006
11) 山本伸一：成人片麻痺者の生活を支える作業療法の治療・援助—その障害像の理解と上肢機能への具体的介入について. 作業療法　26：532-538, 2007
12) 山本伸一, 他：成人片麻痺者における腰痛予防と効果的課題介入について. OTジャーナル　41：111-117, 2007
13) 山本伸一, 他：訪問作業療法における成人片麻痺者への知覚-運動アプローチ. OTジャーナル　41：348-354, 2007
14) 山本伸一, 他：回復期リハビリテーションにおける家事技能の支援—健常と対象者の差異を分析した脳血管障害者へのアプローチ. OTジャーナル　41：702-710, 2007
15) 山本伸一, 他：作業療法における神経リハビリテーションの「今」—ボバースコンセプトから. OTジャーナル　43：323-331, 2009

第 I 部

総論

1 上肢機能―知覚探索-操作器官としての役割に向けて

高橋栄子(富士温泉病院, OT)

◆ はじめに

　長い歳月による人類の進化の過程と，個人の発達・成長，生活の歴史が刻まれているわれわれの上肢・手は，ほかの動物とは比較にならないほど優れた適応力を発揮し，さまざまな役割を担っている．上肢・手の基本的な役割には，身体を支える，バランスをとる，道具を作製し使用する，外部環境の情報を探る，感情や意思を伝え自己表現する等が挙げられ，どれも人間としての生活を営むうえで欠くことはできない．

　中でも，知覚探索-操作器官としての働きは，人間の上肢・手を象徴する優れた機能であり，リハビリテーションの中でOTが専門的に取り組んできたアプローチでもある．この分野におけるアプローチは，上肢・手の高度な機能特性を考えれば決して容易なことではなく，長い時間と労力が必要とされる．また，上肢・手の部分的なアプローチにとどまらず，重力に適応した姿勢と運動制御，覚醒や選択的注意等の認知機能と，さまざまな視点からのアプローチが必要とされる．

　本稿では，上肢機能の中でも知覚探索-操作器官としての上肢・手の役割の再獲得に向けて，われわれOTがどのような視点で対象者に関わればよいのか，主に成人片麻痺者に焦点を絞り，述べていく．

◆ OTの役割

　リハビリテーションの目的は，対象者の潜在的な能力を最大限に引き出し学習を促すことであり，その能力を対象者の機能的活動にしっかりと反映してもらうことである．学習には，①運動や行動の計画やプログラムを生成するプロセス，②運動を実行するプロセス，そして，③運動を調節するプロセスの相互作用が必要である．われわれは，能動的に活動する場面を経て，選択的な運動感覚を探索し続けながら適応的に運動課題を遂行している．そして，自己の身体知覚〔ボディ・スキーマ（またはボディ・シェーマ：身体図式），ボディ・イメージ（身体イメージ・身体印象）〕を組織化し調節しているといわれている．つまり，本来の学習は，環境や課題との相互関

係の過程において，上肢・手を具体的に使用して初めて達成されるものである．

多くの片麻痺者は，重力環境下における姿勢と運動の再適応のために過剰な代償運動を優先させることで，課題環境と相互協調的な関わりがもてずに不適応を引きずっていることが多い．機能的課題において，個人が環境や課題と望ましい相互関係を築き，適応行動を身につけていくことができるように，橋渡し的な役割を担うことがOTの大切な責務とされる．

OTが実践できる治療的介入には，直接対象者の身体に触れ誘導する徒手的介入，視覚的な情報を的確に捉え確認する中で動きのヒントを得てもらう視覚的介入，言語的なヒントを提供する言語的介入等が挙げられる．また，対象者の注意を自己身体に向けていく場合と，身体運動が環境に与える効果に向けていく場合がある．セラピストは，対象者の問題に応じて，学習が確実に進行し定着するように，随時介入の方法を使い分けていく必要がある．

知覚探索-操作器官としての活動特性

上肢・手の知覚探索-操作器官としての活動は，空間内における一連の到達課題と把握課題の協調に支えられているといえる．今回は，それらを，①視覚探索（注視），②到達運動（リーチング，リリース），③対象操作の工程に分類し，各段階の特性を分析する．

視覚探索（注視）

外部環境を能動的に探索するという原則は，すべての感覚系に共通している．感覚系は，常に外界に対して開かれたシステムであり，自己の文脈に応じて，身体内外の限りない情報の中から必要な情報だけを適宜捉え，運動行動に反映させている．特に視覚系では，過去の体験にもとづいた記憶や情動系と密接に関連し，効率的で予測的な上肢の到達運動と手の細やかな対象操作の遂行を支えている．

注視は，視覚探索による対象把握の段階であり，上肢・手の機能的活動の出発点としてみなすことが重要である．視覚探索には，まず頭頸部と眼球の協調性が必要となる．なぜなら，視野周辺部では対象の細部を識別できないため，網膜の中心窩で対象を捉えることが必要となるからである．それらは，頭頸部や身体の動きにかかわらず，視対象の像を網膜上に安定させるための前庭動眼反射，視対象を常に網膜中心窩で捉えるための円滑追跡眼球運動，視野内に出現した新しい対象に向けて眼球をすばやく移動できる急速眼球運動等，多くの自律的な神経システムが関与している．

これらに加え，覚醒，選択的注意等の認知機能が一定に保たれた条件下で，目で見たものが何であるのか（形態認知），対象物の輪郭や色，素材や大きさから識別し，対象がどこにあるのか（空間認知），自己との距離感，ほかの対象との相対的な関係を認識し，これらの情報を一つのまとまったものとして体制化している．

また，その後の行為の企画を担い，フィードフォワード機構としてわれわれの運動行動の戦略に貢献している．注視の段階が，本来の視覚探索の場として機能していれば，活動の目的や意図を予測した身体の構え，上肢のリーチング，手の構え（プレシェーピング）が随時準備され，非常に効率的なリーチング

が保障される．

　さらに，視覚情報は，自己運動を知覚するうえで最も有効な手がかりとなっている．上肢・手が対象を操作するたびに，対象のきめの勾配が変化し，見えの変化が起こり，周辺視野ではオプティカルフローが起こる等，多くの変化が生じてくる．われわれは，それらの情報を通して自己運動の知覚を確実に得ている．

到達運動（リーチング，リリース）

　手をのばす到達運動は，単に上肢・手だけの運動反応ではなく，全身が対象に向かう接近活動であり，移動の基礎を築くものとして認識することが重要である．到達運動は，高度に洗練された姿勢制御システムと切り離して考えることはできない．子どもの発達においても，支持面に適応し重力に抗した姿勢が安定しはじめる生後6カ月ごろは，支持から解放された上肢・手の空間操作が頻繁となり，視知覚との密接な関連が統合されはじめてくる．そして同時に，上肢・手の使用は，予測的姿勢制御の発達に貢献している．安定した抗重力的姿勢，視覚探索で得られた情報にもとづき準備された予測的な構えは，到達運動を効率的に導いてくれる．われわれが行っている熟練したリーチングでは，頭頸部と身体の中心部が対象に向けられると，そこから全身は自律的に対象へ向かう反応を示し，リーチングは直線的な運動軌跡をたどるストレートアプローチが行われる．

　ストレートアプローチの段階では，運動方向の舵として働く肩，伸縮機構として働きアームの長さを調節する肘，手の向きや傾きを的確にする前腕，対象把握を安定させる手関節，巧緻動作を担う手指等の多関節運動は，協調的にそして連続的に調節されている．特に，身体の中における肩周囲は，自由度の高い運動性を優先した不安定な構造を呈しており，空間操作を基本とする上肢・手の活動では，安定性を保持しつつ運動性を提供するために筋群の優れた滞空能力（プレーシング）が必須となる．

　リーチングと手の構えを支配している神経経路は，分化しているが隣接しているとされている．そのため，手をのばす活動と指を開いたり閉じたりするタイミングは，非常に効率よく連続的に行われている．手の構えは，対象物に手をのばすと，ほぼ同時かリーチングの移送期に準備され，対象に接近する最終段階で，目的に応じた適切な構えが形成されている．

　リリースは，把持したものを放つという観点では，対象操作として捉えられる．しかし，ここでは一連の到達運動の一工程として捉えている．リリースは，基本的にはより伸展・外転の運動反応が強調されているリーチングの延長であり，上肢の到達運動と手を離す運動が協調されている活動として捉えられる．この段階では，操作対象が安定して相手（一方の手や支持面）に移動していく工程に含まれる知覚情報の変化を随時追うことが重要な情報となっている．

対象操作

　手の機能的役割は，物の輪郭および表面の形状に合わせて形を変えることである．また，触れた物の特徴を探り識別することである．これらの手の役割は，手掌アーチによる手内部の広い空間の保持，母指とほかの四指との対立位，個々に分離した手指の運動等の機能と，皮膚や筋群，関節に密に分布している体性感覚系の優れた能力の両者に支えられている．知覚と運動は身体のどのパーツを

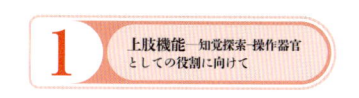

とっても，切り離して考えることはできないが，最も強固なつながりをもつのが手であろう．

Gibson[1]は，感覚系の能動性を重視し，特に繊細な運動器官である手や口などは，皮膚，関節，筋に存在する受容器群が協調して貢献する複合的な知覚系であるとしている．手は，その操作において，皮膚とその深部組織による**皮膚タッチ**，皮膚と深部組織と関節の動きによる**アクティブ・タッチ**，皮膚と関節と筋の組み合わせの動きによる**ダイナミック・タッチ**，温度知覚システム等の触覚サブシステムを有効に発揮している探索器官である．それらの優れたシステムにより，われわれはさまざまな道具を手に持つと，それが物理的・機能的に手の延長となり，道具の先を感じ探索・操作することができる．

視覚探索の段階におけるフィードフォワード機構に対し，いったん道具を手にしたあとは，フィードバック機構が主体となる．視覚システムとの協調性により手の操作の質は高められてはいるものの，手は常に道具の先に生じている知覚情報とその変化を探索し，その情報を頼りに適切な運動の調節を図っている．

◆ 片麻痺者の上肢・手の徒手的誘導の原則

片麻痺者の上肢・手の徒手的誘導では，基本的にどのようなことに注意を払えばよいのだろうか．OTももち得ている知覚探索-操作器官としての手は，介入の間，何を感じ続ける努力をすればよいのだろうか．

①**安定した姿勢と身体の向きを保障する**：片麻痺者の肩甲帯や上肢は姿勢の固定に寄与している場合が多く，不本意な上肢・手の誘導は姿勢の不安定性を助長する危険性をもつ．片麻痺者の上肢・手の誘導では，まず基本的原則として外乱刺激にならないように注意し，身体の中心が対象に向かえるような構えを準備していく．

②**対象者の肩甲帯～手に至る相互関係を考慮する**：片麻痺者は非麻痺側の固定にもとづき，中枢部からの引き上げるパターンを利用して上肢の運動を始める場合が多い．手が効果器としての機能を果たすには，肩甲帯-肩-肘-手関節-手指による上肢ユニットの協調性が不可欠となる．上肢全体の協調性が得られていないと，末梢からの情報を十分に知覚探索することができないので，選択的で協調的な上肢・手の誘導を心がけていく．

③**対象操作，道具操作で得られる知覚的情報（触-運動感覚，抵抗感の変化）を感じとる**：片麻痺者は目的に応じて出力優位の運動反応に陥りやすい．対象操作の工程に存在する感覚・知覚情報とのやりとりを重視する．

④**対象者の過剰代償に配慮する**：手は大脳皮質の支配を受けているため，片麻痺者の意識は高まりやすく，代償運動も強まりやすい．選択的な運動の獲得に切り替わる変化に視点をおき介入し，その反応を積み重ねていくことが重要となる．最初から厳密さを求めすぎると否定的な介入になるため，注意も必要である．

⑤**追随した反応を重視する**：誘導の中で対象者の能動性を感じたら，介入部位を変化させたり外したりしながら本人主体の活動へと導いていく等の原則に従い，対象者とともに，運動遂行の過程に含まれている感覚的・知覚的な交流に視点を向けることが重要となる．それを見落とすことなく集中し

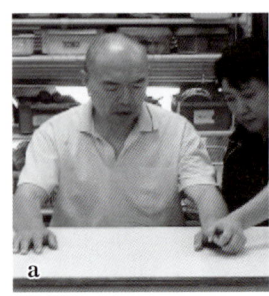

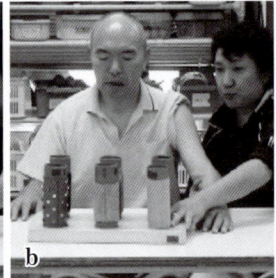

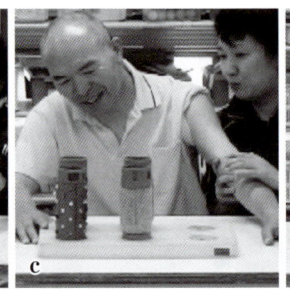

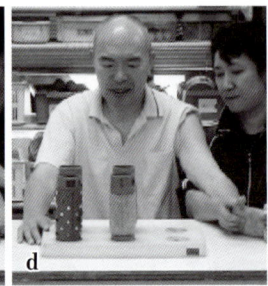

図1　視覚探索の有無による相違した反応

て感じとり誘導することができれば，OTの誘導の調節（接触部位，誘導の量，スピード，タイミング等）は自然と決定づけられ導かれてくる．

臨床実践から確認できること

視覚探索がもたらす影響

●視覚探索の省略による望ましくない反応

眼前に何も設置されていない図1aでの対称的な座位に比べ，操作する筒を提示した図1bでは，あきらかに非対称性を強めている．ここでの対象者は視覚的刺激が提供されただけで，すでに麻痺側上肢・手を使うための非麻痺側固定の構えを準備している．この構えは，これまで学習してきた上肢・手の使用における代償的な運動パターンの固定化を物語っており，対象者が課題に能動的に向かうという点では，すべてを否定すべきものではない．

しかし，ここで問題として考えなければいけないのは，視覚探索の機会を省略している点にある．目の前に置かれた筒は，対象者にとって近い位置にあるのに，この構えでは，手前の筒は実際より遠くにあると知覚してしまい，運動出力は努力性を増してしまう．

●視覚探索を促した望ましい反応

図1cは，自己と対象との相対的な関係を得るために，テーブル面を基準にして，筒を立体的に見回して視覚探索を促している場面である．OTは，麻痺側上肢から対象者の身体が操作対象に向かえるように安定性を提供している．また，同時に大げさに見回し，対象者の周辺視野でのオプティカルフローの情報をつくり出している．

図1dは，その後の姿勢である．提示された視覚情報に対して，過剰な構えを準備する傾向は減少している．結果，麻痺側上肢・手の選択的な反応が得られやすく，対象者からは手が軽いとの意見が聞かれている．この変化から，十分な注視時間をとり視覚探索することで，適応的な運動企画がなされたことが姿勢緊張から想定できる．

●リーチング，グラスプ，リリースに対する治療的介入

ここではリーチング，グラスプ，リリースの一連の工程において，OTが優先すべき視点，検討すべき内容を提示する．

1．リーチングの工程（図2a）

多くの片麻痺者のリーチングは，非麻痺側の固定を支点として体幹が先行し，上肢・手の反応が遅延するか，前方へのリーチングの力源を体幹の後退にて保障するかのどちらか

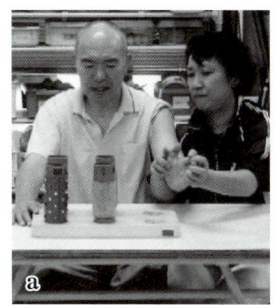

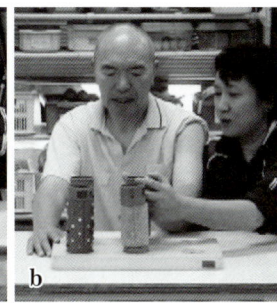

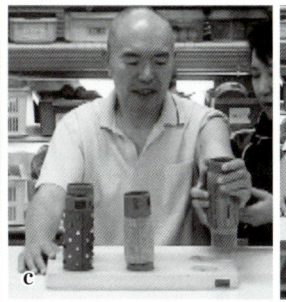

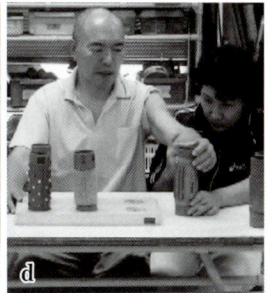

図2 リーチング，グラスプ，リリースに対する介入

である．そのような状態では，視覚情報からも固有感覚情報からも対象への接近の知覚は得られない．

リーチングにおいて，OT が検討すべき点は，体幹から分離し，かつ協調して起動している上肢・手のイメージをどのようにして知覚してもらうかである．長い上肢をイメージしてもらう場合には，相撲のツッパリのように，手掌をやや誇張気味なくらいに対象へ向けて，肘の伸展によって突き出されるように誘導することが有効である[2]．

逆に分節性をイメージしてもらう場合には，中枢部による過剰な引き上げの代償運動に対して，より末梢部からの運動反応を引き起こすような介入が有効である．

2．グラスプの段階（図2b）

ここでの上肢・手は，空間操作から末端固定への移行期であり，達成したリーチングの活動を維持しつつ，把握中心の運動へと切り替える段階として捉えられる．多くの対象者は，上肢の滞空能力の低下のため屈曲パターンに陥り，手のプレシェーピングが不十分となり，接触の前から握り込んでしまう傾向にある．グラスプにおいて，OT が検討すべき点は，安定した把握の工程をどう知覚してもらうかである．手掌全体が対象物を包み込むように，そして道具の重心を探るように，尺側からの接触と手関節の背屈を意識すると，安定した到達が継続されたグラスプへと移行しやすい．

3．空間操作からリリースへ（図2c, d）

ここでの上肢・手は，末端固定から自由上肢への移行段階となる．対象者は，滞空能力の低下により末梢からの知覚情報と持続した相互関係が保てず，運動方向を見失い，屈曲要素を強めて対応することが多い．空間操作からリリースにおいて，OT が検討すべき点は，中枢部と末梢部の知覚情報の連携をどうつなげ，対象から手が離れる方向をどう知覚してもらうかである．

肘は近位部と遠位部とをつなぐ中継器官であり，空間操作において肘の柔軟性の獲得が非常に重要となる．また，リリースでは，道具をテーブル面に置いていくような方向へリリースすると安定しやすい．

一連の課題における知覚探索が好ましいものであれば，セラピストは対象者と一体感が感じられ，上肢・手は軽く追随し，運動に関連する筋群の確実な収縮が確認できる．また，対象者からは運動感覚を実感したという意見が聞かれる．ADL やアクティビティ等に含まれるさまざまな道具操作への介入では，以上の内容を応用していただきたい．

リーチング活動における介入前後の比較

図3a〜c は介入前の活動であり，肩甲帯や

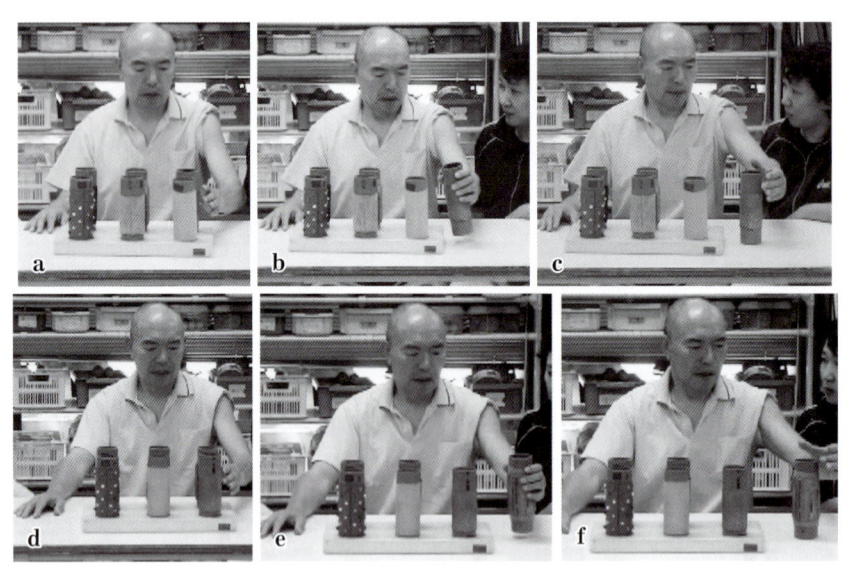

図3 リーチングにおける介入前後の比較
a~c：介入前，d~f：介入後

肩周囲の滞空能力の低下に対し，リーチングの初めから非麻痺側体幹の側屈固定にもとづいた活動を示している．筒のグラスプでは肩の内旋を強め，尺側の安定した接触が得られていない．運動の質が最終的に問われるリリースでは，伸展・外転の代償運動の余力をも失い，手は引っかかり，なんとか目的を達成しようと全身の緊張が高まっている．

図3d~fは，約10回の筒の移動にOTが介入したあとの活動である．肩関節に外旋要素が加わり，リーチングのときの肘伸展のタイミングが協調されている．筒のグラスプでは，尺側の安定した接触が図られ，それら一連の運動の質の変化は，最終的な段階であるリリースの連続性・スムーズ性に表れている．

◆ おわりに

知覚探索-操作器官としての上肢・手の役割再獲得に向けて，われわれOTはどのような視点で対象者に関わればよいのか，具体的にOTはどのような技術を養う必要があるのかについて，大まかに検討させていただいた．経験を積むごとに，人間の上肢・手の果たす役割に驚かされるとともに，私たちOTが臨床で専門的に関わり，その切り口から対象者を理解し，そして人間の特性について考え直していくということの意義深さを感じている．

◎文献
1) Gibson JJ（著），佐々木正人，他（監訳）：生態学的知覚システム—感性をとらえなおす．東京大学出版会，2011
2) 柏木正好：環境適応—中枢神経系障害への治療的アプローチ．青海社，2004
3) 山本伸一，他（編）：活動分析アプローチ—中枢神経系障害の評価と治療．青海社，2005

4) Shumway-Cook A, et al（著），田中　繁，他（監訳）：モーターコントロール―運動制御の理論から臨床実践へ，第3版．医歯薬出版，2009
5) Leonard CT（著），松村道一，他（監訳）：ヒトの動きの神経科学．市村出版，2002
6) 森岡　周：リハビリテーションのための脳・神経科学入門．協同医書出版社，2005
7) 岩村吉晃：タッチ．医学書院，2001
8) 入來篤史：道具を使うサル―Homo faber．医学書院，2004
9) Bernstein NA（著），工藤和俊（訳），佐々木正人（監訳）：デクステリティ 巧みさとその発達．金子書房，2003
10) Alexander R, et al（編著），高橋智宏（監訳），太田真美，他（訳）：機能的姿勢―運動スキルの発達―誕生から1歳まで．協同医書出版社，1997
11) Boehme R（編著），高橋智宏（監訳），柴田秀雄，他（訳）：上肢-上部体幹の機能改善―評価と治療アプローチ．協同医書出版社，p91，1992
12) Affolter FD（著），冨田昌夫（監訳），額谷一夫（訳）：パーセプション―発達の根源から言語の発見まで．シュプリンガー・フェアラーク東京，1993
13) 渕　雅子，他：特集/上肢機能の役割．ボバースジャーナル　26：2-49，2003

2 バランス器官としての上肢の役割

野頭利幸 (諏訪赤十字病院リハビリテーションセンター, OT)

◆ はじめに

　バランスという言葉を辞書で調べると,「均衡」あるいは「釣り合いがとれている」と一般的に訳されている.人間が日常生活やスポーツにおいて身体を使うときには,一つの筋肉だけを使って動くということはなく,すべての筋,すべての関節を使って身体を動かしている.歩行を例にすると,身体全体を使用する複雑な行動であるために,多くの筋と関節の協調が必要である.加えて複雑な重力環境下におけるその時々の歩行・移動において,その環境に適応しながら行動するために,多岐にわたる感覚の入力を利用している.骨格と筋肉がバランスよく正中位を保とうとしながら動いていれば（姿勢制御),運動連鎖として伝えられた力が途切れることなく,全身に効率よく伝わるといえる（運動制御).

　ヒトは体幹（骨盤帯も含む）を中心として正中位のバランスを保ちながら,外界に目的的に働きかける5つのアンテナ,つまり頭頸部・両上肢・両下肢の機能的活動を体幹によって保障されていると考えることができる.骨格筋の位置や筋肉のバランスにより姿勢が保たれることで,最も効率的で安定したパフォーマンスを実現できるといえる.自由度・多様性があって,さまざまな運動要素と感覚器系・神経系が効率よくハーモニー（協調）されてこそ「バランスが良い（good balance)」といえる.

　本稿では,上肢の機能的役割として肩甲帯,体幹を含めたバランスについて考え,「手」つまり「知性をもった道具」といわれる上肢がバランスよく機能的に動くための背景について述べる.

◆ 上肢の機能的役割

　上肢の機能的役割として,以下のことが考えられる.

①能動的な感覚器官（対象物の探索）：手は物に触れてそれを知覚探索し,認識する器官であるといえる.

②能動的な操作器官（道具・対象物の操作）：視覚情報を背景に手が道具・対象物を捉え操作するために,上肢が空間における対象

図1　上肢の機能的役割

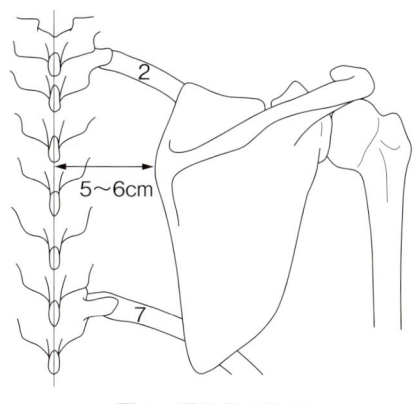

図2　肩甲骨の位置

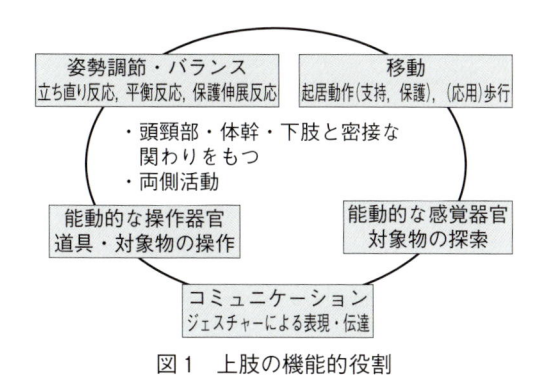

への方向・距離を調節する．操作する対象によって片手動作，両手動作を選択するが，両手動作のことが多い．

③移動（起居動作・歩行）：ヒトは二足直立歩行の獲得によって，上肢を自由に操作できるようになった．寝返り，起き上がり等で支持に使ったり，歩行中にバランスが崩れれば支持として使ったり，歩行時のリズムにおいても重要な役割を果たす．

④姿勢調節・バランス（立ち直り反応，平衡反応，保護伸展反応）：ADLにおける支持操作のみならず，バランス反応の一部として姿勢制御に貢献している．

⑤コミュニケーション（ジェスチャーによる表現・伝達）：言語による感情・意思表示だけでなく，身振り・手振りを加え，意思伝達に強弱をつける．

これらは，独立して機能しているのではなく，体幹を中心とした頭頸部・体幹・下肢と密接な関係をもちながら機能している（図1）．それぞれの身体部位における複合的な活動の協調によって成り立っているといえる．その背景を理解するうえで，解剖学・運動学・神経科学等，諸側面の知識のもと作業療法を展開することはいうまでもなく重要である．

解剖学・運動学の側面

上肢・手の機能を最大限に発揮させるために，肩甲帯は胸郭の肋骨面上において，可動性を優位に機能的連結がなされている（肩複合体を構成する4つの関節として，①胸鎖関節，②肩鎖関節，③肩甲胸郭関節，④肩甲上腕関節がある）．特に胸郭・体幹との骨的な連結は胸鎖関節のみであり，胸郭の肋骨面上に浮遊したような状態にある．骨格筋の連結や靱帯により安定が保たれて機能的となる．それゆえ，体幹の姿勢筋緊張，体幹の姿勢アライメント，さらには運動パターンからの影響（重力と支持基底面との関係の中で，体幹そのものからの影響と上肢・手からの影響）を受けやすいといえる．

体型・年齢等，個人差はあるが，胸郭上での肩甲骨の位置は，正常の場合，第2肋骨から第7肋骨の間である．椎骨（棘突起）の高さでみると，肩甲棘内縁の高さは第3胸椎，下角は第7～8胸椎の棘突起の高さに位置する．肩甲骨内縁と胸椎との間は5～6 cmである[1]（図2）．

また，鎖骨は前額面に対して約20°後方位，

図3 鎖骨と肩甲骨の位置

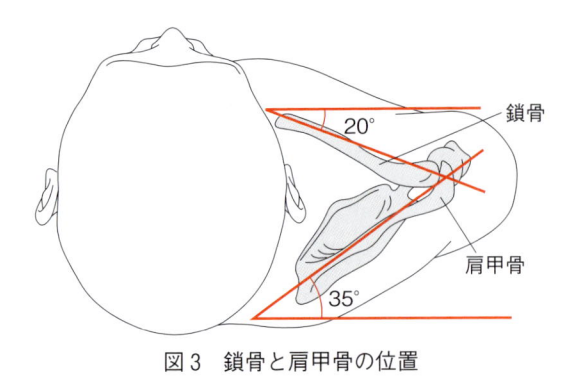

肩甲骨は前額面に対して約35°前方位にある[2]（**図3**）．肩甲骨の肩甲胸郭関節での運動は，挙上と下制，前方牽引と後退，上方回旋と下方回旋である．肩甲骨の位置は前述のようであるが，これを基本肢位とした場合，上下方向に10〜12 cm，内外側方向（内外転）に約15 cmの可動性がある．上肢活動において，実に可動性と安定性に富んだ関節，肩複合体といえる．

さらに上腕骨の大きな凸状の骨頭と凹状の浅い関節窩との間で形成される肩甲上腕関節があり，関節面が浅く，安定性より運動性が優れた関節であり，骨格筋の連結（インナーマッスルとアウターマッスル），関節包靱帯によって安定している．肘・前腕・手と連続しており，効果器である上肢・手の自由度を保障している．関節包靱帯が機能的に肩関節を安定させるためには，肩甲骨が外転・軽度上方回旋し，関節面がやや上方を向いた状態が望ましい（このような肩甲骨の体幹に対するアライメントを「scapula setting」と呼ぶ）．

また，肩甲帯の安定筋の一つである前鋸筋は，腹斜筋の起始部と噛み合って鋸歯状を呈している．さらに腹斜筋は腹筋腱鞘につながるため，腹斜筋が機能的に働くためには腹直筋が安定するように，反対側の腹斜筋も同時に働く必要がある．体幹筋は両側性活動が中心であり，体幹はcore-stabilityを構成する筋群（腹斜筋・腹横筋・多裂筋等）により安定性と運動性を得ていることから，肩甲帯の安定性のためにはcore-stabilityに着目することは重要といえる．

Davies[3]は，運動制御を確実に行うためには四肢の運動機能だけでなく，体幹の安定性が欠かせないとして，「体幹は脊柱という骨盤から延びる長いテコで支えられ，その内部には独立した多数の椎骨がある．したがって脊椎全体として長いテコの運動と分節的な短いテコの運動が同時に行えるため，体幹は非常に複雑な運動の調節が可能である．さらに体幹は身体の中央に位置するために，ごくわずかな運動であっても末梢に及ぼす影響は大きなものとなる」と述べている．また，「日常的な生活動作において，体幹の運動はそれ自体が目的動作となることは比較的少なく，四肢や頭部の運動に協調し，固定の拠りどころを提供する働きが多いため，その運動を意識することはほとんどない」と述べている．

このことから，体幹の基本的な運動（前後屈，左右側屈，回旋）が挙げられるが，運動の組み合わせによる分節的・選択的運動によって，肩甲帯および上肢・手は姿勢制御を背景とした体幹から運動の保障を得ているといえる．また，上肢・手が機能的役割を実行できていれば，上肢・手と体幹はバランスよくハーモニー（協調）され，より効率的なそれぞれの役割を担うことになる[4]（**図4**）．

石井[5]は，体幹を安定させながら運動を行うための脊柱のニュートラルポジションについて，「ニュートラルポジションとは，次の動きに最も移行しやすいポジションであり，力学的には不安定な姿勢である」と述べている．さらに「体幹（脊柱）を安定させながら運動を行うには，腹横筋・横隔膜・骨盤底筋群・

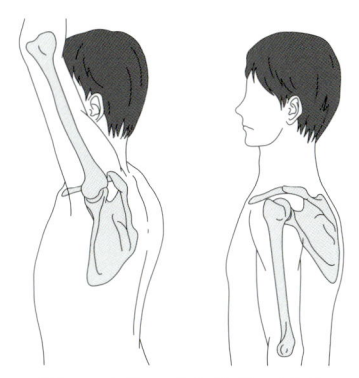

図4　上肢・手と体幹の運動

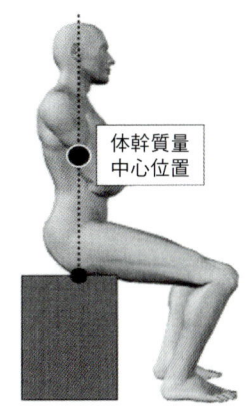

図5　非努力性のニュートラルポジション
（文献5より引用）
体幹質量中心位置（第9胸椎高位で胸郭の前後径中心かやや後方よりの点）と坐骨結節前端がほぼ一直線上に並ぶ姿勢を非努力性に保ったとき，脊柱は自然なカーブを描く

多裂筋等のローカルユニットが重要であり，非努力性のニュートラルポジションをとるためには，これらの筋の能動的な活動が必要である」と述べている（図5[5]）．

　この場合，ローカルマッスルとは，体幹の深部に位置する比較的小さな筋群のことであり，脊椎の分節的な安定に貢献し，協同して働くことによって腹腔内圧を高める機能をもつ．これはある種の基準であり，評価・治療の指標としても参考になる．ニュートラルポジションのニュートラルとは，中立的あるいは中間的と訳される．まさにある姿勢のどちらかに偏ることなく，対称的で中間的な姿勢であれば，どちらにでも瞬時に動いていける．われわれが対象とする患者では，どちらかに偏った非対称姿勢を呈している方が多く，偏った位置から動いていくことは効率性に欠け，瞬時に動いていけない．

◆ 姿勢制御について

　われわれが運動を正確に遂行するためには，運動中の姿勢の安定が必要不可欠である．姿勢の調節には，フィードフォワード式の調節とフィードバック式の調節がある．

　Massionら[6]はネコが一側前肢を挙上する際，ほかの三肢と体幹を用いた姿勢セットが前肢の挙上に先行して生じることを実験結果より得た．このことより，姿勢調節機構には前もって残りの三肢に加重するというフィードフォワード式の姿勢調節機構が関与していることをうかがわせる（大脳皮質運動野から脊髄へ下降する皮質脊髄路が脳幹網様体で軸索側枝を投射し，網様体脊髄路細胞を活性化する経路が考えられている）．また，運動に伴う外乱を予測しきれない部分については，フィードバック式の姿勢調節機構に頼っている．

　また，ロシアの科学者Belen'kiiら[7]は，立位姿勢で成人に上肢を上げるよう指示すると，姿勢筋（脚と体幹）と主動筋（上肢）が両方とも活動したことを記載している．彼らは姿勢筋の活動が2つの部分に分かれることを観察した．最初の部分は準備期であり，姿勢筋は主動筋の活動に先立ち50ミリ秒以上早く活動を開始し，運動により生じる不安定

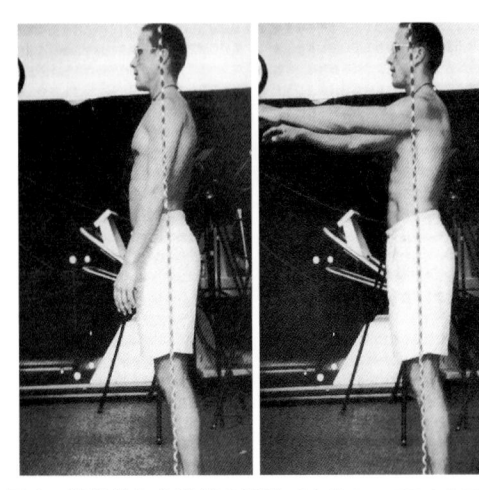

図6 姿勢筋と主動筋の活動（文献8, p187より引用）
腕を前方に上げると，足にかかる重心位置を一定に保つために身体を若干後傾する．写真上に描いた垂直ラインの後方に頭（耳）が移動していることに注目

性をあらかじめ代償するとした．次の部分は補償期であり，姿勢筋は主動筋に続きフィードバック式に再度活動し，さらに身体を安定させるということである（図6[8]）．

このように重心位置を前もって予測して調節しようとする補償的な姿勢制御を先行随伴性姿勢調節，予測的姿勢制御（anticipatory postural adjustments：APA's）と呼んでいる．

これまで述べてきたように，上肢の機能的活動の背景には，空間における自分の身体位置を制御する能力，つまり筋骨格系と神経系の複雑な要素を統合し，姿勢制御システムに組み入れる作業が中枢神経系で行われていることを確認できた．

高草木[9]は姿勢維持に必須の感覚情報として体性感覚，前庭覚，視覚がきわめて重要であると，脊髄小脳変性症の患者を例にして述べている．小脳をめぐる神経回路網は前庭小脳，脊髄小脳，大脳皮質小脳の3つに分けられるが，受け取った情報を姿勢制御，身体バランスのために情報処理して出力される．フィードバック式の姿勢制御には，とても重要な情報である．姿勢制御には，安定性と定位という2つの目的があって，空間での体幹位置を調整することと定義されているが，これらを担っているのが，まさに中枢神経系であり，中枢神経系の各システム間のバランス・協調が重要である．

われわれは対象者のADLのさまざまな障害に直面し，治療しているが，現象としてみえている部分にとどまらず，神経系の状態はどうなっているかを考慮しながら評価・治療を進めることが必要といえる．そこに治療のヒントが見え隠れしているものと考える．

Leonard[8]は随意運動に対する姿勢反応について，主な特徴を次のように述べている．

①姿勢反応は随意運動に先行して起きるものであり，随意運動中の身体の移動を最小限にしようとするものである．

②姿勢反応は周囲の状況や動作の前後関係に応じて変化する．

③姿勢反応は個人の意思や感情の状態に影響される．

④姿勢反応は学習や経験によって修正される．

対象者の評価・治療においてどのような点に注意し，どのような点を考慮すればよいのか，ヒントを教えてくれる4項目である．

姿勢活動は，個体と運動課題と環境の相互作用により自己組織化され発現するといわれている[10]．姿勢調節に寄与するシステムの概念では，個人に内在する要素として筋骨格系，神経筋協同収縮系，個々の感覚系，感覚戦略，予測機構，適応機構，内部表象が概念化されている[10]．さらに，身体位置と身体運動の情報源として，視覚系，体性感覚系（固有受容器，皮膚受容器，関節受容器），前庭系からの情報入力の統合が，姿勢制御には特に重要といわれている．

身体を動かすためには，動かす場所がどこにあるかを知る必要がある．われわれが対象とする患者は，身体を動かせないためにそれがどこにあるのかわからない．まさにボディ・イメージ（身体像）とボディ・スキーマ（身体図式）の障害であり，身体の左右非対称性と努力的な姿勢運動パターンがみられる．治療的には支持基底面との関係の中で，姿勢コントロールと視覚系・体性感覚系・前庭系からの感覚入力とともに，自己の身体に気づき，能動的になれるよう具体的機能の獲得が進められる．

おわりに

本稿では，①バランス，②上肢の機能的役割，③解剖学・運動学の側面，④姿勢制御の4点について，述べさせていただいた．

◎文献
1) Cailliet R（著），荻島秀男（訳著）：運動器の機能解剖．医歯薬出版，2000
2) Neumann DA（著），嶋田智明，他（監訳）：筋骨格系のキネシオロジー．医歯薬出版，2005
3) Davies PM（著），冨田昌夫（監訳），額谷一夫（訳）：Right in the Middle―成人片麻痺の選択的な体幹活動．シュプリンガー・フェアラーク東京，1991
4) Kapandji IA（著），荻島秀男（監訳），嶋田智明（訳）：カパンディ関節の生理学．医歯薬出版，1986
5) 石井美和子：脊柱の病態運動学と理学療法Ⅰ．理学療法 25：693-699, 2008
6) Massion J, et al：Diagonal stance in quadrupeds―a postural support for movement. Prog Brain Res 50：219-226, 1979
7) Belen'kii VY, et al：Elements of control of voluntary movements. Biofizika 12：154-161, 1967
8) Leonard CT（著），松村道一，他（監訳）：ヒトの動きの神経科学．市村出版，p187, 2002
9) 高草木薫：運動制御と姿勢制御（1）．ボバースジャーナル 31：27-41, 2008
10) Shumway-Cook A, et al（著），田中 繁，他（監訳）：モーターコントロール―運動制御の理論から臨床実践へ，第3版．医歯薬出版，pp135-136, 2009
11) 藤田恒太郎：人体解剖学，改訂第42版．南江堂，2003
12) 岩村吉晃：タッチ（神経心理学コレクション）．医学書院，2001
13) 西野仁雄，他（編）：運動の神経科学―基礎から応用まで．ナップ，pp 28-29, 2000
14) 松村道一，他（編）：脳百話―動きの仕組みを解き明かす．市村出版，2003
15) 丹治 順：脳と運動―アクションを実行させる脳．共立出版，1999

3 アクティビティの特性と臨床的介入

平石武士 (日高リハビリテーション病院, OT)

◆ はじめに

 上肢の機能について，前項までで知覚探索-操作器官であるということ[1]，また身体のバランスに重要な役割をもっているということ[2]が述べられた．本稿では，臨床の中で介入手段として，よく用いられるアクティビティについて，具体的にどのような点に考慮し，どのように使用しているのかをまとめる．

◆ 臨床的介入手段としてのアクティビティ

 「アクティビティ」という言葉のもつ意味は，非常に幅広い．英和辞典[3]で「activity」を調べると「活動・行動・遊び・仕事・作業……」と訳されている．つまり，われわれが日々の生活の中で営んでいる活動は広い意味ではアクティビティの連続であり，それぞれを細かく分析し，特性を捉えることができれば，どれも介入手段になり得ると考える．こうしたアクティビティの特性と，それを活かした介入，そして遂行の際に望むべき身体・精神活動を理解することが，アクティビティを用いた作業療法の効果を高め，介入の幅を広げることにつながるものと考える．

 アクティビティは，本来能動的な活動であり，人それぞれ個別の意味をもち，身体構造，精神構造，環境，生育歴等，さまざまな内的因子，外的因子に左右されるものである．人は，アクティビティを遂行することにより，さまざまな多重感覚の変化を生み出し，取り込み，適応していく．その意味では，本人にとって意味のある活動を臨床の中で実践していく意義・効果は高く，作業療法の真髄であることは間違いない．一方で，病院や施設で作業療法を実施する際は，設備や材料の制約，時間的制約，金銭的制約等があり，すべての対象者に個々が望むアクティビティを継続して提供することは，現実的には困難な場合もある．また，急性期や回復期で働くOTにおいては，患者自身の「健康な身体を取り戻して，病前の生活に戻りたい」という希望が強く，OTの役割としても，日常生活の再建や，そのための機能回復に重点がおかれている．

 今回述べる内容は，OTが臨床的介入手段としてアクティビティを用いる際に，どのよ

3 アクティビティの特性と臨床的介入

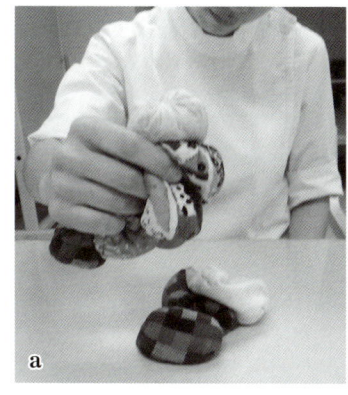

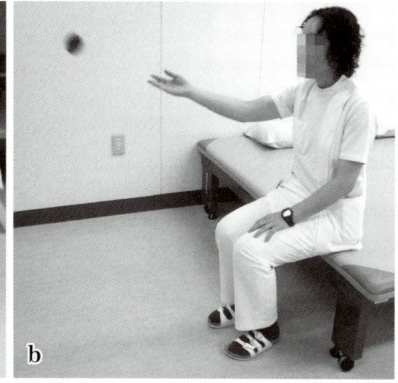

図1 お手玉
a：お手玉握り，b：お手玉投げ

うにアクティビティを捉えたらよいかの提案であり，個々の対象者の抱える問題の解決に主眼をおいている．将来の生活の中で遂行される活動そのものではないかもしれないが，活動を遂行する要素を含み，病院や施設でも手軽に継続して行え，段階づけ（回数，時間，課題の難易度等）が容易で，必要な機能的要素を繰り返し練習できる等，質や量も現在の能力に合わせて調整できる有効な手段と考える．決して，日々の生活の中で遂行しているアクティビティの代償を含めた個々の戦略を否定するものではなく，将来，営むべき活動そのものを実践練習することは対象者にとって最も重要と考えており，そのための機能回復を促す一手段としてアクティビティを提案したい．

ここでは，OTが臨床場面でよく用いていると思われるお手玉，棒，輪，コーン，ペグ，積み木，おはじき，コイン，紙を用いた作業を取り上げた．これらのアクティビティは，重力，環境，アクティビティの特性，遂行の際に生じる感覚の変化，そこから得られる快楽や効力感等に，より効率よく適応しながら遂行することを原則としている．具体的な内容は，以下に述べる．

◆ お手玉

お手玉は，手掌の中に納まる大きさで，ほどよい重量感がある．また，握りやすいように手掌の中で形状が変わり，軽く握って振ることもできる．山本[4]は「物を持って振ることで，物の大きさや，その物がどちらの方向を向いているのかといったことがはっきりわかる」と述べており，このお手玉の特性は，作業中さまざまな情報を提供してくれる構造であると考える．筆者は，手掌で物を握る練習をする際は，よくお手玉を用いる．たとえば手掌の中に，できるだけ多くのお手玉を握らせ，手掌全体で固有感覚や表在覚や重量覚等の多重感覚を感じていただき，可能であれば握ったお手玉を一つずつ，手掌内から落としてもらう（図1a）．このようなアクティビティを通して，対象者は，手の中で多重感覚を自ら調整し，さらにその変化を能動的に捉えながら対象物に合わせて握ることを学習していく．

また，お手玉は，昔から投げたり捕ったりする遊びに用いられてきた．投げるとお手玉

の袋の中で進行方向に向かって中身（小豆等）がまとまり，捕る際はその重量に重力加速度や慣性力を加え，塊となって向かってくる衝撃を捉える．その塊の衝撃を感じることで，どの方向から，どの程度の力とスピードで投げられたのか，見当をつけることができる．その情報は，次に投げ返すときに，どの方向にどの程度の力で投げると，意図した位置に意図したスピードで到達させることができるのか等を予測する手がかりにもなる．また手掌の中で衝撃が吸収され，つかむ・投げる等の操作が行いやすいように，形を変えられるという特性もある．これらの特性が，一人で2〜3個のお手玉を上方に向かって次々に投げては捕り，投げては捕りを繰り返す遊びを可能としている．

　筆者は臨床場面で，上肢の随意性を促したいときに，お手玉のキャッチボールを行うことがある．その際，先ほど述べた手掌への塊の衝撃を感じることを強調している．それは，向かってくるお手玉に対して，対象者自身が能動的に捉えようと接触する感覚（アクティブ・タッチ）である．具体的な介入の前に，まずはリラックスした姿勢をとっていただく．リラックスした姿勢とは，随意的・努力的な筋活動で身体を支えるのではなく，重力に対して，最小限の筋活動で，骨・関節や筋・靱帯の張りを支持構造として，無意識に身体（筋，関節，内臓，自律神経系等）の恒常性が調節されている状態，いわゆる身も心も過度に緊張せず張りつめていない姿勢である．

　口頭で「力を抜いてください」と指示しても難しい場合が多く，介入する際は，身体の支持面（座位であれば主に殿部〜足底，立位であれば足底）に対して，安心して身体をあずけられるように体幹や上肢を誘導するが，その中で抵抗や崩れがみられる場合は，さらにきめ細かい介入を要する場合もある．このような姿勢セットは，そのあとに続く捕る動作や投げる動作がスムーズに行われるために重要である．

　実際の介入では，最初は手掌への衝撃を感覚してもらうため，対象者にできるかぎり手掌をセラピストに向けて構えていただき，それを目がけてお手玉を投げる．その際，対象者が対象物を捉えようと向かっていく反応，すなわち，飛んでくる方向に身体を向け，手がお手玉に向かうことを促すため，飛んでくるお手玉を手掌で払い落としてもらう．その際，姿勢の変化に対応し，安定を保障している下肢や下部体幹の活動も重要となる．つまり上肢だけでなく身体全体で，向かってくるお手玉を捉えようと活動する．

　向かってくるお手玉に手掌や身体を合わせられるようになれば，次にそれを捕るように促す．筆者の経験から，口頭で促さなくても，タイミングが合ってくると，対象者自らが払い落とす動作から捕る動作に変えてくる場合もある．本来，お手玉は「捕って投げるもの」という特徴と対象者の「捕れる」という感触が，対象者を能動的にし，自然に動作を切り替えさせるのかもしれない．対象者がお手玉を捕る瞬間（塊の衝撃を受ける瞬間）は，身体に同時収縮がみられる．それは，伸展方向に向かっていた身体が衝撃に対して，同時収縮による安定を図るものと考える．その後，間髪入れず投げ返すという状況でなければ，多くの場合，投げ返す前に身体はいったん正中位方向（最初の姿勢）に戻る方向へリセットされ，次に投げるための準備に入る．

　投げ返す際は，上から投げるにしろ，下から投げるにしろ，投げる側の肩が外旋・伸展方向，手関節は背屈方向，重心は投げる側の支持基底面の後方に移り，そこから目標物方

向（前方）へ向けて移動する．重心移動の幅は，相手の方向，距離，スピード，慣性力によって決まると考える．投げる瞬間の手関節は，背屈方向から掌屈方向，手指は伸展方向に働き，上肢の振り出しが頂点に達したとき，その前腕から手指の延長上に軌跡をたどるようにお手玉が放出される（**図1b**）．投げる際に重要なことは，体軸や肩で出力された回転トルクを指先まで妨げずに伝えること（そのためには体幹・上肢が屈曲の固定から外れ，努力を要さない自律的な伸展をすることが重要）と，お手玉を放出する際の手関節・手指のコントロールであると考えている．これも筆者の経験からであるが，最初はお手玉を放出する際の末梢のコントロールが難しく，すっぽ抜けることもあるが，何度か繰り返すうちにタイミングが合ってくる．おそらく基底核や小脳等の学習・調整効果と推察するが，それを可能にしているのは，アクティビティの目的（向かってきたお手玉を捕る，目標まで投げる）と何度も強調しているお手玉操作時の感覚である．

これは一例にすぎず，ほかにもお手玉を用いた活動は多様にあると思われるが，お手玉の特性をどう生かすか，どのような反応を期待できるかを考慮したうえで介入手段として用いることが重要と考える．

◆ 棒

棒は，手の把持力，中枢部（体幹・上肢中枢部）の支持性，上肢に追従する体幹の反応や姿勢調整を促通する際に用いることがある．

ここで扱う棒は，**図2**のようなものを指している．棒の特性としては，手掌で握れる太さ，立てたときに地面から肩までの距離以上の長さ，ある程度の重さ・強度を有し，しっかりとした構造をもっている．棒を立てる際は，一端を地面に着いて，棒を把持し，棒の重さや棒にかかる重力を感じるため，棒と対象者自身のバランスの調節を促すことができる．その際，地面からの反力（抵抗感）として知覚する棒先の情報（地面の情報：硬さ，傾き等）がバランスを調節する手がかりとなる．柏木[5]は「手に持った棒で地面を捉え，棒からの反力の変化で姿勢制御を映し出しているのが棒の操作である」と述べている．

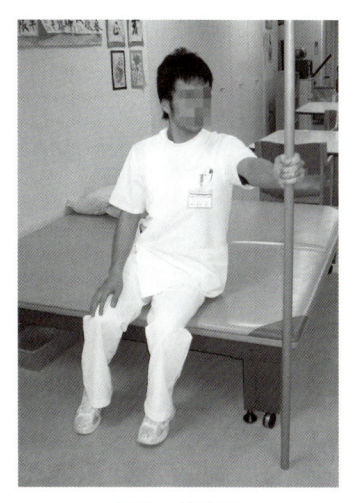

図2　棒立て

このような特性を生かした介入では，まず，棒を身体から離れた位置，体幹伸展と把持側体幹の側方挙上，肘関節伸展を促せる位置，すなわち，体幹よりも外側の上肢長ほどの距離に棒を垂直に立て，肩挙上位で把持する（**図2**）．これによって，体幹・上肢の伸展活動の促通，体幹・上肢の支持性の向上を図ることができる．その際，棒を把持する手は，手関節中間位から背屈位で，小指球筋や手指尺側部が棒にしっかり接触していることが重要である．そのためには肩甲上腕関節が軽度外旋

位であることが望ましい．この際，過剰に努力的にならないよう（肩甲骨の挙上や上肢の引き込み等が生じないよう），あるいは棒に過剰にもたれかからないよう留意する．

究極は，棒を立てた位置から棒が倒れないように，絶妙にコントロールしながら手指の把持力を緩めていき，棒からそっと手を離すことができるようになること（空間でのリリース）と考える．しかし，それには，いくつかの段階が必要である．

最初は，**図2**のように棒を把持できるよう誘導するが，対象者の反応に応じて誘導を減らしていく．棒を立てて把持したまま定位できたら，次に地面と棒との接触点を支点として，少し棒を前方や外側に傾けたり，戻したりしてもらう．お手玉と同様に，棒を能動的に操作することで，さらに棒の特性が明確にわかり，それを手がかりとしている上肢の協調的な活動も，より活性化できる．傾ける方向は，できれば一方向のみで繰り返すのではなく，多方向に傾け，徐々に内側にも傾けていく．また，傾けた位置から最初の位置に戻れることも重要である．リーチの軌跡は直線的であることが望ましく，肩甲骨の挙上や肩甲上腕関節の内旋による上肢の挙上・引き込みが起こらないように留意する．

手関節背屈位で，手掌が棒の傾く方向に向かっていくことが望ましい．この一連の流れの中で，上肢のリーチに伴う体幹の伸展活動が起こっているか（棒を動かす方向，傾ける角度，リーチの距離によっては側方挙上・回旋が加わる），棒を前方に傾ける際は，上肢のリーチに先行・随伴するように骨盤が前傾し，殿部から大腿部，足底へと重心移動が起こっているか等を確認する．

体幹から分離した上肢のリーチが獲得できたら，次に棒のリリースを行う．棒を手離す際は，棒が倒れる方向に，頸部・体幹・手掌が向かいながら，肘関節伸展の出力がなされ，最終域で手指が棒を中心に同時伸展して棒を手離す．

以上，棒を用いた介入を述べたが，重要なことは，棒を傾けたときに変化する重量感と，その変化に対して，棒を安定させるために加える地面への圧力とそこから得られる反力，これらの感覚を手がかりに，棒の安定を調整しながら動く上肢の運動感覚との統合と制御を図ることにあると考える．

◆ 輪，コーン，ペグ，積み木

輪かけ，コーン積み，ペグ挿し，積み木積み等のアクティビティは，明確な目標に向かう空間でのリーチ操作と，最終的に目標に対してリリースして終わる点で共通している．まず，各操作対象（輪，コーン，ペグ，積み木）と目標（ポール，土台となるコーン，ペグボード，土台となる積み木）を見て，その対象の特性（形態，重量，触感等）と目標に関する情報（目標の特性，方向，距離等）を捉えることから始める．健常者であれば，これらの対象は，初めて目にする得体の知れない物ではないので，これらを見た瞬間に，どのように操作すればよいのかを理解し，身体はその活動に合った準備（姿勢セット）を始める（フィードフォワード制御）．共通する姿勢セットとしては，対象を取りに向かうときも，手にした対象を目標に向けるときも，これからリーチする方向に身体が向くようにセットされる．また，目標が上方にあり，抗重力的にリーチする際は，わずかでも体幹の伸展と目標方向への回旋を伴う．そのために

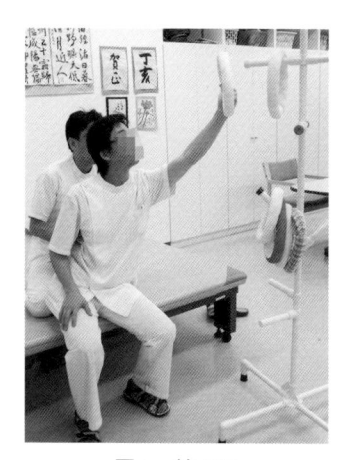

図3　輪かけ

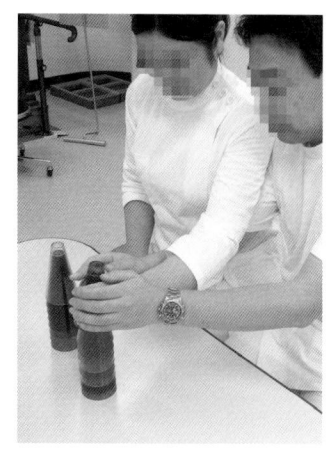

図4　コーン積み

は，それを保障する下部体幹や下肢の支持，円滑な重心移動が重要である．一方，目標が下方にあり従重力的にリーチする際は，体幹の屈曲を伴うが，これも体幹伸筋群の遠心性の制御と下部体幹・下肢の支持性が重要である．目標への手の構えは，手掌が目標に向かうように形成される．

　各アクティビティの特性により異なる点としては，対象や目標に向かう手指の把持形態，目標に対する対象の接触の仕方，そこからのリリース操作である．対象が輪やコーンの場合は，通常は手掌で握る．輪の場合は，どこから把持しても同じ形状で，ポールの位置により上腕の回旋や前腕の回内外が調節される．輪の内側の空間のどこかがポールに入ればよいので，ポールの奥行き知覚は重要であるが，比較的自由度の高い活動と思われる．そのぶん，ポールの位置や高さ，距離を調整することで，求めたい反応を要求することができる（図3）．

　それに対してコーンの場合は，三角錐の形状が尺側の安定を図り，手掌にフィットしやすい造りになっており，把持形態は同定される．また目標も同じ形状のコーンの上に重ねる特性上，前腕回内位，手関節背屈位で目標

に到達し，重なった際のしっかりした衝撃（同時収縮）により達成感が実感できる．コーン積みは，対象者にとってわかりやすい手がかりを与えてくれる反面，努力的に遂行されやすいのも特徴である．特に体幹の固定と上肢近位部の引き込みにより，手関節は尺側に引かれ，手指も屈曲優位となり，手掌尺側部はコーンから外れやすくなることも多い．

　筆者は，動作開始前と遂行中に本来得られるべき体幹の反応と末梢の安定（手掌尺側部がしっかりコーンにフィットすること）を誘導し，体幹から分離した肘関節の伸展を重要視している（図4）．またリリースの際も上肢を引き込むのではなく，手掌をコーンにフィットさせたまま，手指の把持力を緩めることを要求する．

　ペグや積み木は，上肢を空間定位（滞空）させながら，穴に合わせて入れ込む（図5），土台の積み木の上に重ね合わせる（図6）という特性上，より繊細な末梢のコントロールが要求される．介入の際は，やはり体幹の反応と末梢の安定，体幹から分離した肘関節の伸展を重視するが，末梢の安定は手関節背屈位で母指と示指・中指との対立が指腹面の柔

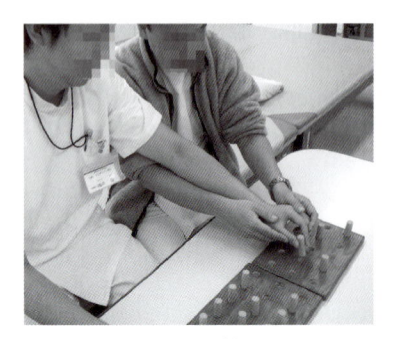

図5　ペグ挿し

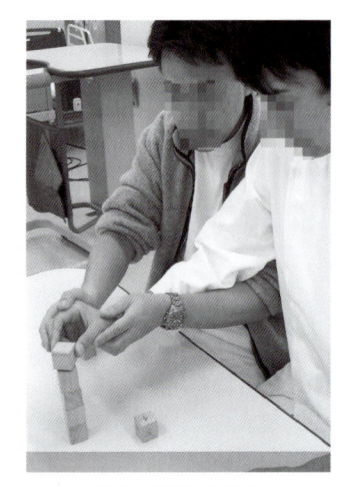

図6　積み木積み

らかい弾力によってなされ，その弾力で対象の重心を感じとることを考慮する．この弾力で重心を感覚できず，力いっぱい押しつけると，ペグや積み木を弾いてしまう．ペグや積木にかかわらず，つまむ活動においては，指腹の弾力で対象の重心を感じとることが大変重要である．なお，積み木をリリースする際は，積み木の面と面を重ね合わせ，安定を保持（上肢は空間定位）したまま，手指を同時に伸展する必要があり，より繊細さと協調性を要求される（図6）．

◆ おはじき，コイン

おはじきやコインは，指で扱う程度の大きさ，円盤状で少しの厚みがある形状と硬さをもっている．筆者は，その特性を利用し，手指（主に示指）伸展位で指腹をおはじきやコインに当て机上を滑らせ，手指の伸展の分離や，それに追従する肘関節の伸展と中枢の安定を図るようにしている．また指腹でつまむ練習としても利用している．

机上を滑らす際は，おはじきやコインと机との摩擦を感じながら示指の圧を一定に保つように制御する必要があり，手指の伸展コントロールとそれを保障・追従する中枢部の支持性が重要となる．また，つまむ際は，おはじきやコインの縁を母指か示指の指腹面で突ついて，反対側の縁が反力により浮き上がりやすくなるようにしておき，突ついた指に対して他方の示指か母指が，反対側の縁からおはじきやコインを押し上げてすくい取るようにつまむ活動と考えている．

これも先ほどの積み木同様，母指と示指の指腹面の柔らかい弾力による対立が重要と考える．この活動では，指腹の弾力や，おはじきやコインの浮きを利用できず，力が入りすぎて，おはじきを弾いてしまう方も多い．筆者は介入の際，厚みのあるタオル等の上におはじきやコインを乗せ，タオルの弾力により，手指の沈み込みと浮きを強調して行う場合がある（図7）．また，更衣の際のボタン操作の前練習として用いることもある．

◆ 紙

紙の特性としては，軽くて薄く，平らです

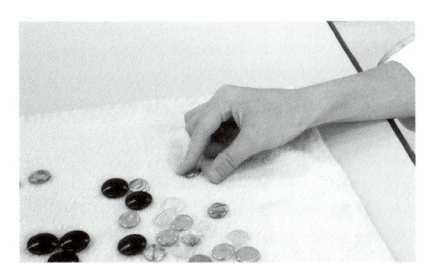

図7　おはじきをつまむ

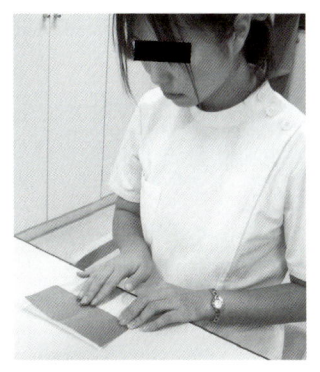

図8　折り紙を折る

べすべしていて，自由に手で形を変えられる（折れる）柔らかさと，形を変えた状態（折った状態）を保てる弾性を有している．また，この特性により，用途は幅広く，ノート，画用紙，新聞紙，本，ティッシュペーパー，折り紙等，多岐にわたる．その操作は，主に指腹で行われることが多く，紙やその基盤（たとえばノートに字を書く際は，ノートが置いてある机）を感じることが重要である．

ここでは，折り紙を折るというアクティビティを取り上げる（図8）．折るという課題は，机上と空間とでは，感覚の対象や操作自体に違いが生じる．共通することは，紙に張りをつくりながら，すなわち張力を感じながら，指腹で折り目をなぞるということである．関根[6]は「指腹面で突いたり，なぞったりする中での折り目の触知，両側の手指の協調性が必要」と述べている．単純に重ねて折る場合は，身体の内側から外側へと折る．すなわち肘関節屈曲位での肩関節の外転と前腕回内の組み合わせで行われることが多いが，複雑な折り方の場合は，あらゆる運動の組み合わせが考えられる．体幹は，紙に向かって屈曲位をとりながら折る方向への重心移動を行い，上肢の動作を保障する．机上の場合は，紙を通した机と指腹との摩擦を持続させ，指腹で机をなぞるような感覚を手がかりに折る．

◆ おわりに

アクティビティを行うということは，目的を達成するための随意的な活動を行うことである．しかしながら，その活動を達成するための身体活動は，自律的かつ協調的に働かなければならない．それを可能にしてくれるのは，これまで述べてきたようにアクティビティの特性と操作時に絶えず手がかりとなってくれる感覚情報や，その基盤となる姿勢調節である．OTは，それに対する知識を有し，実際に介入しながら対象者の反応を感じられることが大切である．その中で，どこに介入しなければならないのかを明確にすることが重要で，介入中あるいは介入後，その効果を検証することがOTの質を高めると考える．

またアクティビティを選択する際は，それが対象者にとって意味のあることが最も重要である．今回取り上げたアクティビティに関して，臨床的介入として用いるのであれば，OTの介入がなくても簡単に実現できるとしたら，あまり意味をもたない．「できないと思っていたが，（OTの介入により）実際にやってみると，なんとかできそう」等，対象

者が遂行する意味を感じ，アクティビティに向き合ってくれることが重要である．まずはOTがその意味を感じ，対象者に伝わるように介入し，共同作業でアクティビティを実現していかなければならない．また，これらの実現が，生活の中で上肢を実用的に使用することにつながっているか，検証することも重要である．

　一方，アクティビティ自体が対象者の営む生活の一部にあり，対象者にとって重要な意味をもつ場合の直接的な介入については，他項を参照されたい．

◎**文献**

1) 高橋栄子：知覚探索-操作器官としての役割に向けて．OTジャーナル　43：58-63，2009
2) 野頭利幸：バランス器官としての役割．OTジャーナル　43：158-163，2009
3) 松田徳一郎，他（編）：リーダーズ英和辞典，第2版．研究社，1999
4) 山本伸一：上肢機能の理解とアプローチ．山本伸一，他（編）：活動分析アプローチ―中枢神経系障害の評価と治療．青海社，pp 10-17，2005
5) 柏木正好：知覚と運動の相互関係における治療．柏木正好：環境適応―中枢神経系障害への治療的アプローチ，第2版．青海社，pp 50-129，2007
6) 関根圭介：折り紙ヒコーキ．第19回活動分析研究大会誌，活動分析研究会，pp 774-777，2007

4 脳損傷者における道具操作

廣田真由美(石和温泉病院, OT), **長田麻由美**(元石和温泉病院, OT)

◆ はじめに

　アクティビティを治療手段として利用し，その中に含まれる道具の操作に介入することは，作業療法の大きな特徴の一つであり重要な役割であるといえる．元来，「ヒト」は道具の進化とともに文化をつくり上げ，「人間」としての生活を育んできた動物である．つまり，道具の操作はリハビリテーションが目指している ADL の再建にとって必要な要素であり，その成果が生活の質を高める一要因になるといっても過言ではない．したがって，その一役を担う OT 自身が道具操作の特性について十分に理解し，治療的介入へと展開していくことが重要であると考える．
　ここでは，道具の特性と上肢機能について再確認し，脳損傷者への治療的介入のポイントについて紹介する．

◆ 道具の特性

　道具とは生活のために用いられるさまざまな物品の総称であり，石器のように「切る・叩く」等，直接作用するものから始まり，スイッチやマウスといった遠隔装置等の間接的に作用するものへと発展してきた．これらの歴史を踏まえながら，以下に道具の特性を述べる．

①道具は，人間が生態的に制限を受けている身体器官の延長・代用であり，活動に対して意味のある形状をしている．
②道具の形状は，それぞれの環境に応じた文化や歴史の中で，安全性や効率性を求めて変化している．
③道具の変化は，人間そのものの運動制御に質的な変化をもたらし，日常生活技能の熟練を育んできている．
④道具の軌跡は，正常な作業がなされている間は相対的な不変性をもっている．
⑤道具の操作は，加工される材料に対する道具の運動を主要な要素とし，道具を扱う手の運動を従属的要素とするような複雑なシ

ステムである．
⑥道具操作の習得は，道具の運動特性を知覚する能力を獲得することであるとともに，作業対象を知覚することでもある．
⑦熟練機能の獲得過程は特殊な運動形態の習得ではなく，課題から受ける抵抗の変化の特性にもとづいた知覚-運動経験の蓄積であり，一生涯続くものである．

道具操作 ＜道具の先を感じる＞

　道具を手に持って使うときには，道具は構造的にも機能的にも手の延長あるいは代用となり，身体の一部と化した知覚器官としての機能を代行できることによって，本来の機能が発揮できるといえる．その機能は，繰り返し行われる学習により獲得され，さらに習熟・洗練される．

　たとえば，われわれが箸を操作する際には，ご飯や焼き魚，焼肉，豆腐等に加工された食材の特性（柔らかさ・形状・重さ・大きさ等）に応じて，無意識的に箸を取り扱っていく．これは，触れる・振る・突っつくといった箸の動き（ダイナミック・タッチ）から，その先にある食材の抵抗感や感触，大きさ，向き等を捉えることによるものである．このような慣性モーメントから対象物を知覚するダイナミック・タッチは，介在する道具の先にある対象物の特性を識別するための条件の一つであり，稚拙な箸操作が熟練されていく過程において重要となる．

　Irikiら[1]は，手の体性感覚刺激と手の近傍の空間での視覚刺激の両方に反応する頭頂連合野ニューロンが，ニホンザルに道具を使わせたとき（熊手で餌を取る）にどう変化するか実験をしている．その結果，道具使用前は腕の届く範囲の空間に限局されていたニューロンの視覚受容野が，道具使用時〜直後には道具の届く範囲に拡大し，道具使用1〜5分後には道具使用前の大きさに縮小されることが判明した．

　このことから，道具使用時の視覚受容野の変化が道具の有無に対応しているのではなく，道具を身体の一部あるいは延長として使用する意図を反映した，内的な身体像の変化だと考えられた．つまり，道具使用の運動制御的側面より，身体と周囲の関係を理解し運動を計画する認知的側面に強く関係しており，道具の先に手-腕のイメージが延長したことにより，機能的身体像が拡大されたことを示唆しているものと考えられる．

　したがって，道具の操作は定型的な運動形態ではなく，道具の先をあたかも自身の身体のように知覚する身体像〔ボディ・シェーマ（またはボディ・スキーマ：身体図式）＋ボディ・イメージ（身体印象）〕が大きく影響するものといえる．ボディ・シェーマとは，環境空間内における身体の形態・姿勢・大きさ・位置・運動等を把握するために獲得される身体の表象であり，特に意識にのぼることなく身体の運動を制御する側面に関与する．ボディ・イメージは明確に意識にのぼるものである．

　つまり，手の身体図式が道具の先端にまで延長し，対象物の特性の変化を的確に捉えられるかどうかが重要であるといえる．道具を持つ身体部位が知覚探索器官となり，道具の運動から受ける抵抗感の変化を全身の姿勢筋緊張の変化として常に受け入れられなければならない．このことが，「道具の先を感じる」ということであり，道具操作の治療的介入のポイントになると考えられる．

道具操作における上肢機能

表は，作業療法やADL場面で利用される，道具における活動分析の一例である．われわれは，道具操作に合わせた手の「構え」を変化させることによって，道具を取り扱う感触を得ることができる．そして，この感触を基盤とした感覚調整の積み重ねにより，動作が滑らかに転換され，一連の課題が滞りなく遂行される．つまり，道具の構造や特性には，道具操作の学習によって蓄積された，手（身体）の動かし方や手がかり等の知覚的要素が無意識的に含まれているということになる．

これらの知覚-運動経験は，手で自由に触る能動的な探索（アクティブ・タッチ）と，それに追随する身体各部位との協調的な反応が基盤となる．環境に存在する情報への能動的な探索であるアクティブ・タッチは，皮膚表在性の触覚・圧覚・温度覚の受容器や固有覚の受容器（筋肉・腱・関節）を興奮させ，視覚とともに対象物や道具の特性を触運動覚として捉えていくことを可能とする．われわれの手が知覚探索器官として機能するための重要な条件である．

道具操作の治療的介入ポイント

道具操作の治療的介入においては，運動力学・形態的分析を基盤とするのではなく，その活動対象への知覚過程に着目する．多くの脳損傷者は，身体各部の皮膚や関節の可動性の低下から異常知覚を呈し，手の重量感や対象物の抵抗感の変化が捉えにくくなる．その結果，代償活動を手がかりとしたパターン化された身体反応を構築化し，運動技能の誤学習を招くこととなる．

したがって，道具操作の治療的介入では，知覚情報の変化に追随する安定した姿勢を基盤とし，皮膚感覚と運動感覚を含んだアクティブ・タッチを可能とする手の機能的構造を確立させることが条件となる．そして，単一動作の繰り返しではなく，系列的場面のさまざまな変化に適した知覚-運動経験を，以下の2点を介入ポイント[2]として誘導することが重要となる．

①加工される材料に対して道具の動きがもたらす抵抗感が，その材料の特性として的確であるかどうかを点検し，作業中を通じて的確であり続けるように制御できること．
②道具の運動を，その特性にもとづいた的確な感覚情報によって正確に知覚し，制御できること．

われわれOTは，脳損傷者の「できそうでできない」課題から代償的な戦略を評価する．そして，運動の形態パターンではなく，道具がもち合わせる特性を生かせるような治療的介入（ハンドリング・口頭指示・雰囲気等）を繰り広げていくことが必要と考える．

脳損傷者への治療的介入例

症例A

多くの場合，道具の把持は麻痺側・非麻痺側ともに固定的となり，道具が手の動きと一体化するような操作となりやすい．特に，上肢が姿勢保持の代償固定に陥っている場合には，拙劣かつ性急な操作から動作の中断が引

表　道具操作の活動分析

構造	道具	知覚的要素
■ 固い鋼を材質とするものが多く，刃や柄の形状は用途に応じてさまざまである． ■ 柄から支点に回転力を与えることにより，2枚の刃が交差（挟み込む）し，紙や布などを切断する． ■ 手部の操作にて，はさみの方向や傾きを調整することができる．	はさみ <はさみの形状> <切断の感触>	■ 柄の形状に応じて手指の構えが方向づけられる． ■ 刃先から得られる切断の感触により，はさみの操作が調整される． ■ 切断される対象物の張りをつくることにより，協調的なはさみの操作が持続される．
■ 軽量・硬質な棒状であり，手指操作にてその方向や傾きを自由自在に変えられる． ■ 芯の太さ・硬さ・形状により，描かれる線の太さや濃淡が調節できる．	色鉛筆 <摩擦> <描線・混色> <画面の変化> <反復>	■ 芯と紙の摩擦の変化にて線の濃淡を調節する． ■ 線のタッチや混色による画面の変化が「面白さ」となり，行為を進行させる． ■ 線を反復して描くことにより，手指操作の安定化が促される． ■ 紙の押さえは，色鉛筆の動きに合わせて協調する．
■ 細い筒の先端に糸状の毛をつけた棒状であり，その方向や傾きを自由に変えられる． ■ 筆先への圧や傾きにより，書かれる線の太さや濃淡が調節できる．	筆（書道） <墨の含み> <なすりつけ> <毛先の弾力感>	■ 硯にて筆先を整える際には，墨の含み具合が手がかりとなる． ■ 筆操作は，墨を含んだ毛先を紙になすりつけることによる弾力感の変化から調整される． ■ 書かれる線の軌跡により，筆運びの結果を視覚的に確認できる． ■ 半紙の押さえは，文鎮との併用により筆の動きに合わせて協調する．
■ のこぎりの柄は楕円形が多く，手掌に安定感を与える形状となっている． ■ のこぎりの刃は，連続する交互の2枚刃となっており，木の繊維を局所的に切断する．	のこぎり <刃と木の抵抗> <切断音> <繊維の削れ>	■ 刃の引きでは，リズミカルな繊維の抵抗と切断音，切り出されるおが屑が手がかりとなる． ■ 刃の戻しでは，切断面の抵抗を避ける． ■ 木材の固定は，のこぎりを引く手が受ける抵抗に協調する．
■ 硬質ながらもしなり感のある細い棒状（円錐形）であり，布の種類や用途に応じた太さや長さの形状がある． ■ 針を刺す方向や傾きを，自由自在に変えられる．	縫い針（運針） <すくう> <手繰り寄せる> <糸目>	■ 布に針を刺し込むのではなく，針先で布をすくいながら手繰り寄せていくことにより，針を押し進めていく． ■ 布に刺された糸目によって，運針の結果が視覚的に確認できる． ■ 布と針の協調的な両側操作により，熟練された運針が可能となる．
■ 比較的軽量で硬質であるものの，材質や形状は用途に応じてさまざまである． ■ 先端の皿上の部分は，すくう・混ぜる・つぶす・量るといった汎用性を兼ね備えている． ■ 平坦な柄の部分は指先ではさみやすい形状であり，その方向や傾きを自由に変えられる．	スプーン <先端の形状> <対象物の感触> <対象物の動き>	■ スプーンですくう操作は，スプーン先端の形状に方向づけられる． ■ 対象物の感触は，スプーン先端から得られる抵抗感により捉えられる． ■ スプーンの操作は，盛られた対象物の動きを手がかりとし，器との協調的な両側活動の中で微調整される．
■ 適度のしなりをもち合わせた硬質・軽量の素材であり，柄は手掌に安定しやすい工夫が施されている． ■ ブラシの毛は，動物の毛やプラスチック，金属等の硬い素材が使われている． ■ ブラシの方向や傾き，力の入れ加減を自由自在に調整することができる．	ヘアブラシ <頭髪の絡み> <頭皮のゆがみ> <鏡の併用>	■ 頭髪をとく際の摩擦の減少が，頭髪の絡みがとけていく感覚となる． ■ ブラッシングによる頭皮のゆがみに協調して，頭部の向きが自律的に反応する． ■ 鏡の併用により，整髪の仕上がりを視覚的に修正・確認できる．
■ アイロンの持ち手は，手掌にフィットしやすい形状であり，重量感・安定感がある． ■ 布の形状や素材に応じて，アイロンの進める方向・距離を，自由自在に調節できる．	アイロン <重量感> <先端の移動> <熱・蒸気> <繊維の伸び>	■ アイロンの重量感が均等な圧力となり移動する． ■ アイロンの尖った先端が進む方向を位置づけ，繊維のしわをかきわけるようにスムーズにワイピングする． ■ 加熱加工（蒸気・熱など）により，繊維の伸びた状態が確認できる． ■ 布の操作は，アイロンの進行方向に合わせて協調する．

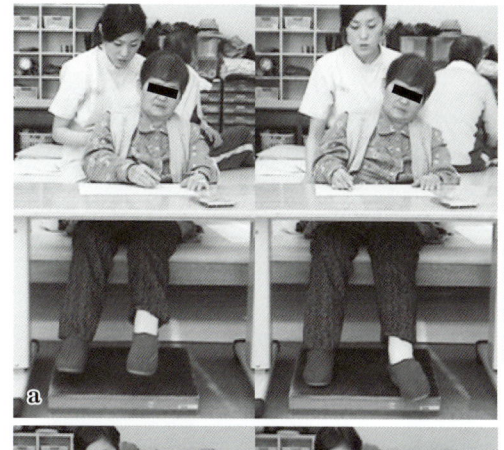

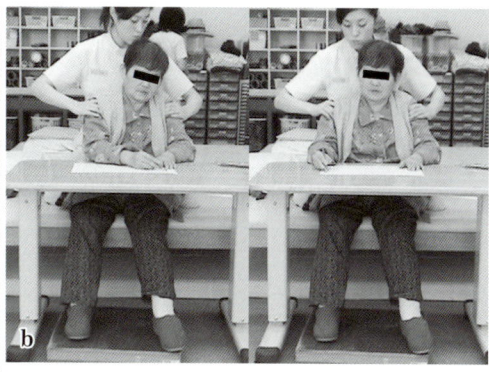

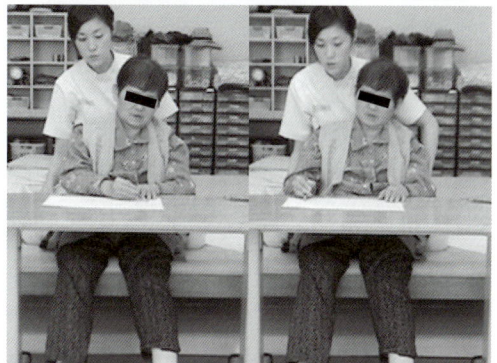

a：治療前の線引き
b：OTが左肩甲帯を前方へ引き出しながら肘に対して圧を加え，机上の左上肢の支持面を強調する．また，体幹が左側屈しないように正中位でコントロールし，前方へ向かう座位の身体反応を誘導する．鉛筆の操作では，頭頸部が先行した中での右肩関節の内外旋を協調させ，鉛筆の先に軽く圧を加えながら紙面から受ける持続的な抵抗感を意識する
c：治療後の線引き

図1　治療的介入：症例A

き起こされ，道具の特性に応じた知覚探索活動は欠如する傾向にある．

図1aは，パーキンソン病患者が「線引き」を行っている場面である．鉛筆の動きに伴った左側後方への身体の崩れとともに，描線は低筆圧にて途切れがちとなり，連続的な課題遂行には困難さがうかがえる．上肢と体幹の選択的活動が欠如している状況では，鉛筆を持つ手部の精緻活動は低下し，知覚されるべき「線引き」の特性が省略されることがおおむね予測される．

図1bでは，症例の手指操作の安定性を優先させるために，OTが機能的座位を保障している．図1cは，その後の「線引き」の様子である．鉛筆の操作に追随した頭頸部の反応とともに，しっかりした筆圧での直線が確認できる．

症例B

脳損傷後，上肢の随意性が比較的良好に回復している場合であっても，日常生活での道具の使用は，意識的かつ努力的となりやすい傾向にある．そのため，道具操作は次第に拙劣となり，持続した道具操作が困難となることが多い．

図2aは，右片麻痺者の「スプーン操作」である．麻痺側肩甲帯周囲の挙上・後退に伴った努力性が印象的であり，尺側優位の固定的なスプーン操作が見てとれる．スプーンに盛る量や，こぼさないような傾きの調整は，ほ

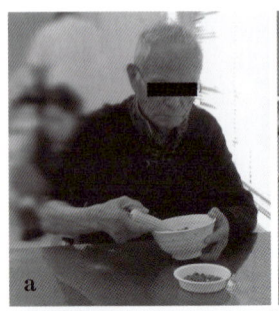

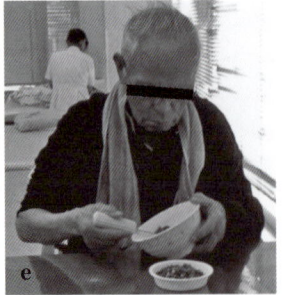

a：治療前のスプーン操作
b：サムグリップ（腕全体でセラプラストを押しつぶす）
c：パームグリップ（押しつぶしたセラプラストを集めて丸める）
d：ペングリップ（丸めたセラプラストをちぎり分ける）
e：治療後のスプーン操作

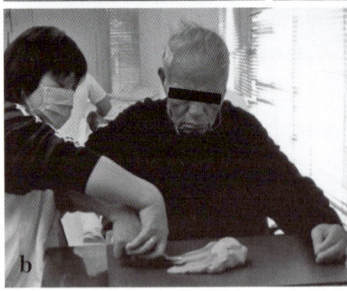

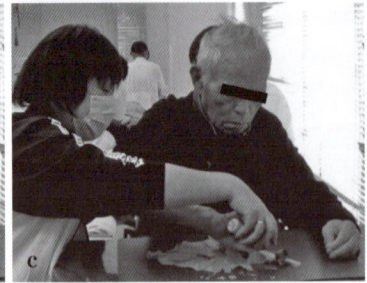

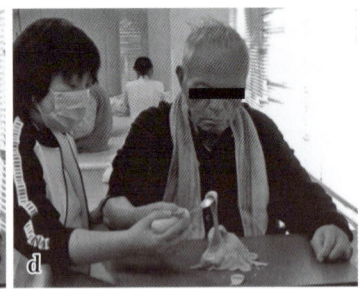

図2　治療的介入：症例B

とんど配慮できていないことが予測される．

図2b〜dでは，手の構えとスプーンの操作方法に段階づけを行い，対象物（セラプラスト）から受ける抵抗感の知覚を促している場面である．図2eの結果では，手部の選択的活動とともに，スプーンの先端から動きが開始されている様子がうかがえる．

◆ おわりに

多くの脳損傷者は代償的な戦略にて課題に取り組む傾向にあり，過剰努力による片麻痺者特有の運動パターンに陥りやすい．したがって，作業療法場面にて道具や課題を提供するだけでなく，その過程に配慮した介入が必要である．

われわれOTは，徒手的介入では得られない運動知覚要素をもち合わせた有益な治療課題である「道具」を操り，片麻痺者のADLへ般化させることが大きな役割と考える．

◎文献

1) Iriki A, et al：Coding of modified body schema during tool use by macaque postcentral neurones. Neuroreport　7：2325-2330, 1996
2) 柏木正好：道具操作．第10回活動分析研究会特別講義抄録「成人片麻痺における環境適応」．活動分析研究会, p105, 1999
3) 入來篤史：道具を使うサル．医学書院, 2004
4) 岩村吉晃：タッチ．医学書院, 2001
5) 柏木正好：環境適応—中枢神経系障害への治療的アプローチ．青海社, 2004
6) 佐々木正人，他（編訳）：アフォーダンスの構想—知覚研究の生態心理学的デザイン．東京大学出版会, 2001
7) 西野仁雄，他（編）：運動の神経科学—基礎から応用まで．ナップ, 2000
8) 三嶋博之：エコロジカル・マインド—知性と環境をつなぐ心理学．日本放送出版協会, 2000
9) 山本伸一，他（編）：活動分析アプローチ—中枢神経

系障害の評価と治療．青海社，2005
10) Bernstein NA（著），工藤和俊（訳），佐々木正人（監訳）：デクステリティ―巧みさとその発達．金子書房，2003

11) Bell C（著），岡本　保（訳）：手．医学書院，2005
12) Leonard CT（著），松村道一，他（監訳）：ヒトの動きの神経科学．市村出版，2002

第 II 部

疾患別上肢機能アプローチ

1 脳血管障害急性期における上肢機能へのアプローチ

下里　綱, 吉嶺　浩, 新里　光, 五月女麻紀（大浜第一病院, OT）

はじめに

　一般的に，急性期リハビリテーションでは廃用症候群の予防が求められ，安静臥床による起立性低血圧に代表される心循環の問題の改善や，座位・立位感覚を失わないことを目的として，早期に座位・立位練習が優先して行われる．もちろん急性期における廃用症候群の予防に対する取り組みは非常に重要であるが，このような介入のみで急性期が経過し，その後，麻痺側上肢へ積極的に治療的介入を行ったとしても，すでにさまざまな問題を生じていることが多く，機能回復に時間を要したり，もしくはまったく機能が回復しない場合もある．

　回復期や維持期では，徐々にADLが自立に向かい活動範囲が広がることに伴って，多くの片麻痺者はIADL・趣味活動の再開，職場復帰等，QOL向上に向けた関わりが必要になっていく．その際，「肩が痛い」，「手が重い」，「手を使えるようにしてほしい」と訴える片麻痺者は多く，急性期からの上肢に対する作業療法の役割は非常に重要であり，二次的障害の予防の観点からも上肢に対する治療的介入は有効である．しかし実際は，発症後に意識障害を伴っている場合や病態の急変等の理由から，積極的に治療的介入ができないことが多いのではないだろうか．それゆえに，急性期作業療法の実施には，リスク管理，疾病に対する知識と理解，質の高い観察力やリハビリテーション実施可否の判断力が重要であり，これらに加えて，医師を含めた多職種間での連携とリハビリテーションスタッフによる組織的な集中したリハビリテーションが重要である．

　ここでは急性期の片麻痺者に対し行った作業療法における上肢機能への治療的介入を，症例を通して報告する．

急性期における上肢の問題

　急性期においては生命維持のための治療が中心となる．医療機器の音が響き渡る空間，家族との面会は制限され，他者とのコミュニケーションが非常に希薄となる等，上肢の問題よりも環境の問題を多く抱えている．上肢

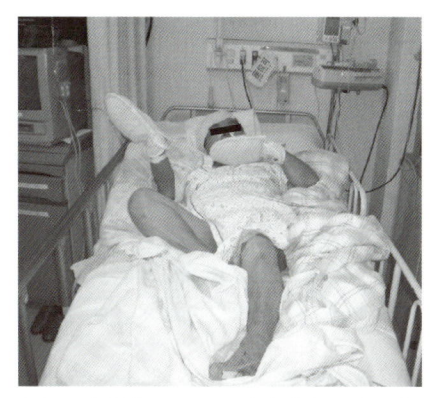

図1 急性期における片麻痺者の病態像

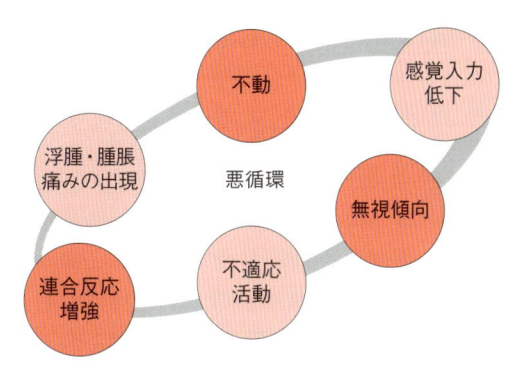

図2 急性期における悪循環

に視点をおいて考えると，時期によって異なる点がある．急性期における上肢の問題が，回復期，維持期とは明らかに異なる点として，以下が挙げられる（**図1**）．

- 意識障害による不動や多動
- 点滴や人工呼吸器等の留置
- ミトン等による抜管予防
- 患者自身による上肢の乱雑な扱い
- 急性発症によって起こる神経症状（高次脳機能障害を含む）
- それに伴う浮腫や腫脹，アライメントの崩れ

これらの点については，急性期から，適切に対処・治療的な介入を行う必要がある（「治療的介入例」，「治療的介入の分析」の項目で説明する）．

上記に加え，麻痺側上肢の治療が滞る要因の一つとして，昨今の入院期間短縮という医療改革の流れがあり，早期の ADL 自立が求められるという点が挙げられる．そのため，麻痺側の機能障害にアプローチするよりも，動かせる非麻痺側を有効に使い代償することで ADL をいかに遂行し，自立度を高めるかという点が重視されてしまう傾向にある．実際，急性期において麻痺側の上肢機能に大きな障害をもっていたとしても，入院期間中に片手動作を駆使し，たいていの ADL を自立していく患者は多い．

しかし，麻痺側上肢への治療的介入が希薄になった場合，視覚，体性感覚等，外部からの感覚情報としての刺激は入りにくく，不動→感覚入力低下→無視傾向→不適応活動→連合反応増強→浮腫・腫脹・痛みの出現→不動→さらに感覚入力低下といった悪循環に陥る（**図2**）．関節拘縮や筋の短縮，痛みの誘発や感覚障害の増悪，非対称姿勢で努力的に行われる活動といった，さまざまな問題を後々抱えることになる．その結果，患者が麻痺側上肢で何かしたいと訴えたときには，廃用手となっていることがあり，ADL を遂行する中で大きな問題となる．

上肢機能の陥りやすい反応

Bobath[1]は，「脳卒中は完全な，そして突然の変化をもたらし，患者は卒中状態に徐々に慣れる暇などまったくない．患者は完全に混乱し，方向感覚を失い，身体の右側と左側では異なった感覚が出現する．患者はいわば2つの半側に分けられてしまい，健側と患側の間には少しの相互作用もないようになる」と

中枢神経系損傷にもとづく片麻痺者の障害像を述べている．

急性期治療では臥位での安静が強いられる．意識障害に加え，運動麻痺や感覚障害といった身体の急激な変化により，不安感，不快感から混乱状態に陥りやすい状況となる．病態像は多種多様であるが，よく目にする上肢の反応として，麻痺側，非麻痺側を問わず動作には必要以上に力が入り，ときに点滴を引き抜いたり，麻痺側上肢をあたかも他人のものように扱ったりする．日常場面では，寝返りをうつときに麻痺側上肢が背中へ回り込むような動きをする，食事の際に麻痺側上肢をテーブルに置いておくことができない，着替えをする際に麻痺側上肢に袖を通すことに時間を要する等，さまざまな問題に直面する．

意識障害が改善するにつれて活動的になると，弛緩性麻痺を呈した場合では非麻痺側上下肢による麻痺側支持面への押しつけが生じ，非対称姿勢が持続された結果，筋・関節アライメントの崩れを生じることが多くみられる．吉田[2]は「低緊張である麻痺は，重く，一緒に動いてくれない身体の一部として扱われ，動くときには常に身体中心に引き寄せておくよう連結しておくほうが，動きやすいことを患者はすぐに学習してしまう．このため，上肢では胸郭と上腕骨間を，大胸筋・肩甲骨と上腕骨間を，大円筋や小円筋等が連結しやすくなる」と述べている．つまり，各部位において低緊張な部分と，それを代償するかのように働く高緊張の部分がある．片麻痺者は自身がおかれた身体状況と環境（主として重力の影響下）に対し，適応しようとする神経システムは働くが，不適合な活動に陥りやすい反応となる．そのため，健常者のようにバリエーションに富んだ合理的かつ効率的な運動には至らず，不適合な活動を続け，いわゆる片麻痺者特有の異常パターンを構築してしまうと捉える．結局，代償動作を反復し，麻痺側上肢・手はADLを遂行する中で潜在機能を失っていく．

上肢への治療的介入の意義

上肢の随意性が多少向上しても直接的にADLの遂行能力に影響があるとはいいがたく，治療的介入は主として両手動作を獲得することによるADLの自立を目標に実施されることが多い．上肢への治療的介入には，姿勢制御を念頭においた体幹機能との協調関係を重視し，全身反応へとつなげていく必要性がある．

治療的介入の場面では，課題を遂行しながら上肢機能へアプローチしていくことが多い．姿勢制御は環境と課題への適応的な全身反応と解釈でき，課題遂行を媒介とした作業療法は，上肢のみならず全身の神経システムとの協調関係を促進する可能性を多くもっていることに，上肢への治療的介入の意義がある．

治療的介入例

介入にあたっては，主治医に安静度を確認すること，適宜バイタルサインを確認すること，中止指示を確認することを毎回行った．

症例A：くも膜下出血（左片麻痺）

くも膜下出血（左片麻痺）で，術後3病日

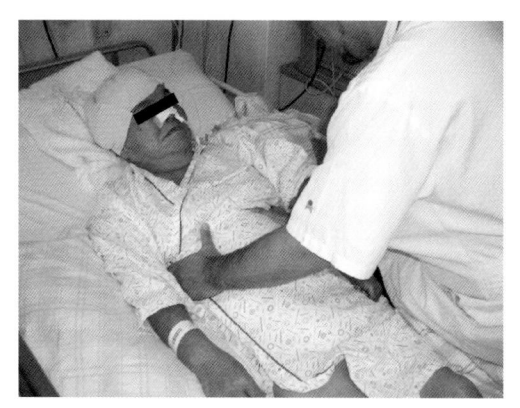

図3　呼吸に合わせ胸郭の可動性を引き出す
姿勢の対称性を構築する

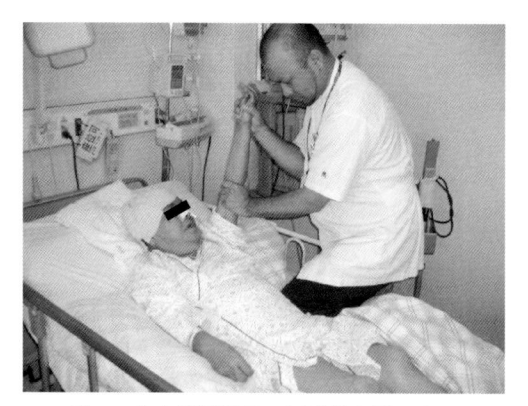

図4　麻痺側肩甲骨の可動性を引き出す
手のアーチを構築する

目より作業療法を開始した症例.

意識レベルは変動がありJCS 10〜30．日常会話はほぼ不能．Br-stageは上肢Ⅳ，手指Ⅱ，下肢Ⅳ，関節可動域制限なし．

非麻痺手で点滴や脳室ドレナージチューブを引っ張る等の問題行動がみられるため，両手にミトンを着用し対応している．病棟看護師・介護福祉士がポジショニングを施しているが，ミトン着用の不快感からか非常に落ち着きがなく，布団や枕を蹴る等，多動であり，非対称姿勢を強めていく傾向にあった．また他者に触られることに抵抗を示し，なかなか治療的介入ができない状況であった．

治療的介入の流れとして，以下を実施した．
①臥位を安定させることを目的に，体幹の両側に枕を入れて，接触面を広くすることから開始した．
②胸鎖乳突筋，肩甲挙筋の緊張を確認しながら両側の肋骨下部を軽く支え呼吸に合わせて運動を誘導し，胸郭の可動性を広げることを意識した．同時に支持面に対して圧を加えるとともに対称姿勢の構築を図り，感覚情報がより正常に近い状態で入力されることを意識しながら介入した（図3）．
③患者の反応が少しずつ落ち着いたことを確認できたら，麻痺側上肢への治療的介入へと展開した．特別な口頭指示はせず，肩甲骨の前方突出と手のアーチを意識しながら徒手的誘導を行った．またここでは皮膚，筋，関節からの感覚入力を強調し，身体への意識を高めることを期待しながら実施した（図4）．
④開眼し自身の手を見るようになったため，徒手的誘導にて麻痺手で顔面へのリーチを行い，同時に非麻痺手でも顔面へのリーチを行った．麻痺側上肢は比較的随意性が保たれており，徒手的誘導に追随して動くことが可能であった．自身の手の感触について顔という部分を通し認識を高めることで，相乗効果的に意識レベルが高まった．結果，口頭指示により手を注視するようになり，両手が反応しはじめてきた（図5）．
⑤座位は後方へ倒れる傾向があり，姿勢の崩れに対し修正するような反応は乏しい状況であった．前にテーブルを置き両上肢をテーブルの上に置いた状態で座位姿勢を安定させ，OTは後方から包み込むように介入した．上腕から座面とテーブルの上に置いた前腕に対し圧を加え感覚情報を強調し，座位の安定性を高めたうえで課題を

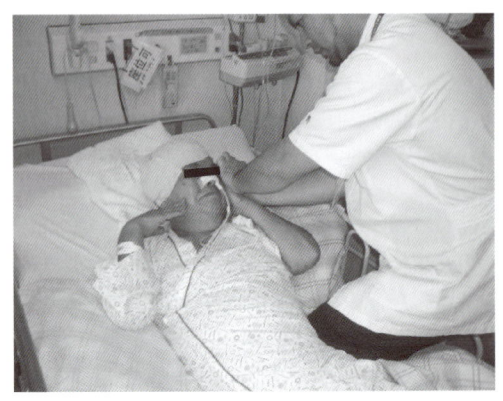

図5 顔面へのリーチ

行った．課題は濡れタオルで顔を拭くことを両手で行い，患者の反応に合わせてOTが徒手的誘導を行った．徐々に後方へ倒れる反応は軽減し，座位が安定した中で上肢の操作ができるようになった（**図6**）．

症例B：左被殻出血（右片麻痺）

左被殻出血（右片麻痺）で，術後3病日目より作業療法を開始した症例．

意識レベルは変動がありJCS 10～30．日常会話はほぼ不能．Br-stageは上肢Ⅰ，手指Ⅰ，下肢Ⅱ，関節可動域制限なし．

術後7病日目からベッド上での座位練習開始．特にバイタルサインの変動はなかった．座位を続けることで意識レベルはJCS 1まで改善した．座位保持は不能であった．姿勢の崩れに対しては敏感に反応するが，非麻痺側上下肢は支持面に対し押しつける反応を示し，左側へ倒れる傾向であった．

治療的介入の流れとして，臥位では症例1とほぼ同様の介入を実施した．

①座位練習において，両上肢をテーブルの上に置き，OTは側方から介入した．麻痺側上肢にはすでに屈曲優位の痙性が出現しておりアライメントは崩れていた．大胸筋と腋窩後方から円筋群をモールディングしな

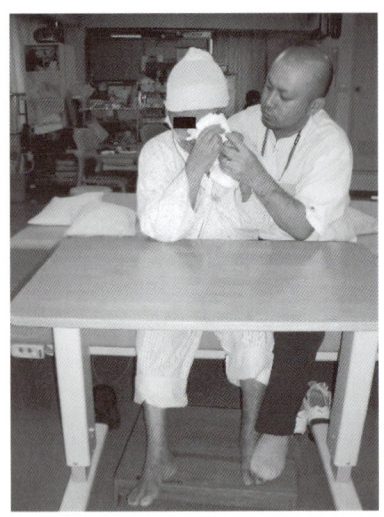

図6 座位の安定性を保障し，タオルで顔を拭く

がら，肩甲骨のアライメント修正を行った．同時に座面とテーブルの上の前腕に対し圧を加え感覚情報を強調し，座位の安定性を高めたうえでテーブルの上での課題へとつなげた（**図7**）．

②「水を飲みたい」との訴えがあったため，コップで水を飲む動作の練習を実施した．その際，徒手的に麻痺側手を添えて非麻痺側手の動きに合わせて使うよう介入した．麻痺側手の反応はほぼ認めないが，手の利用に際する頭頸部，体幹の選択的な反応を手の介入と同時に行った（**図8**）．

③経時的に座位の崩れが軽減したため，能動性を評価・確認するため整容動作練習（歯磨き）を実施した．非利き手ではあるが，円滑な動作が可能であった．介入としては，操作している手が動いているときの体幹の安定性を保障することを中心に行い，成功体験を通し外部からの感覚情報を汲み取りやすくすることを期待しながら展開した（**図9**）．

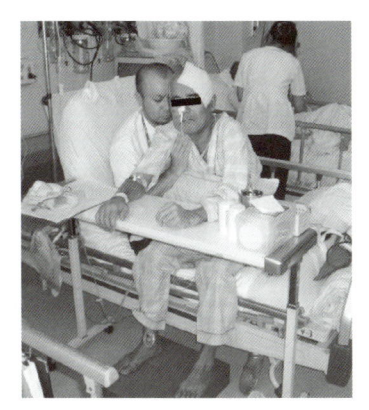

図7 麻痺側肩甲骨のアライメントを修正
座位の安定性を図る

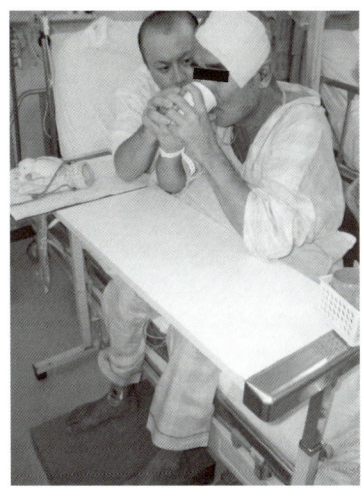

図8 上肢・手と頭頸部・体幹の選択的運動を誘導

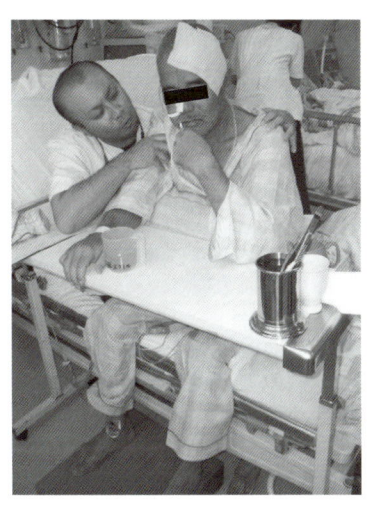

図9 整容動作練習（歯磨き）

◆ 治療的介入の分析

　急性期においてはCT・MRI等の画像所見をもとにした的確な予後予測が重要であるが，実際には非常に難しい．しかし，早期から明確な目標を挙げ，得られた評価や情報からそれに対する課題点を統合して考える必要があり，回復期，維持期を経て在宅生活をイメージしながら治療的介入を進めていくことが重要である．

　急性期からベッド上のポジショニングや関節可動域訓練，姿勢筋緊張の異常性の修正，麻痺側上肢への直接的（徒手的）な介入が重要であることは前述した通りであり，また回復期を経て，在宅での実用的な活動につなげていくために非常に重要な介入となる．

　急性期における課題の選択は，積み木，ボール等を使用した課題よりも，実際のADL場面を利用した目的活動が，片麻痺者にとってはわかりやすい．そのため，今回はベッド周辺にあるコップやタオルを利用し介入を試みた．2症例ともに比較的反応がよく，結果的には急性期を脱したあと，疼痛や浮腫等の二次的な障害は出現しなかった．

　症例Aにおいては，麻痺が残るものの補助手としての機能は十分獲得した．症例Bにおいては，依然として随意性は乏しい状態であった．今後，麻痺側上肢・手の筋緊張は高まる可能性が高く，二次的障害を起こさないよう管理が必要となってくる．また，利き手交換を念頭においた介入を展開する必要性が

ある．

　急性期の治療的介入において，特に意識障害がある患者に関して，外部からの情報は不快感として捉えられることもある．筋緊張のアンバランスや感覚障害等による身体図式の欠落により混乱を招き，何をされているか理解できない状況下では，環境へうまく適応できず，内部固定での安定を図る傾向にある．

　しかし森岡[3]は「対象に向けて腕を到達させ，手でそれをつかむ行為は，視覚，聴覚，体性感覚等の外部情報や，学習，記憶，情緒等の自己の経験やヒトとしての本能にもとづく内部情報を手がかりにして，状況に応じた最も適切な運動様式を選択・決定した後に運動を実行することで生まれる」と述べており，上肢，手が運動を実行する過程には内外部情報の協調関係が重要であることを示唆している．

　急性期は，いわば隔離された空間に近い環境であり，ただでさえ外部からの情報を汲み取りにくい状況であると考えられる．そのため片麻痺者は内部情報に依存しがちであり，早期より外部からの情報を徒手的に提供し，上肢機能へ介入することの意義は深く，非常に重要であると感じている．

◆ おわりに

　脳卒中片麻痺者の病態はさまざまであり，治療的介入法は無限にある中で，筆者なりの経験と知見を紹介した．急性期の上肢機能への治療的介入は非常に重要であるが，正直どう介入していけばいいのか筆者自身も四苦八苦している．急性期から上肢・手に介入した群，介入しなかった群と分けて予後を検証したわけではないが，経験的に早期から介入したほうが効果は歴然である．作業療法の特色を生かしながら，急性期における上肢機能への介入を行い，片麻痺者のもつ潜在能力を顕在化できるよう，これからも精進したい．

◎文献

1) Bobath B（著），紀伊克昌（訳）：片麻痺の評価と治療，第3版．医歯薬出版，pp82-83，1992
2) 吉田　剛：急・亜急性期の脳卒中片麻痺患者の移動動作．PTジャーナル　38：605-612，2004
3) 森岡　周：上肢機能へのアプローチ．PTジャーナル　42：1035-1041，2008
4) 柏木正好：環境適応―中枢神経系障害への治療的アプローチ．青海社，2004
5) 山本伸一，他（編）：活動分析アプローチ―中枢神経系障害の評価と治療．青海社，2005
6) 野頭利幸：ICUにおける脳卒中急性期の作業療法．OTジャーナル　39：202-208，2005
7) 山田勝雄：ICUからの作業療法―更衣動作に焦点を当てて．OTジャーナル　39：210-216，2005
8) 山本伸一：中枢神経系疾患における上肢機能アプローチ．第19回活動分析研究大会特別講演抄録，活動分析研究会，2007

2 脳血管障害回復期における上肢機能へのアプローチ

井上　健 (公立置賜総合病院, OT)

◆ はじめに

　1990年（平成2年）前後から，医療提供体制が大きく変化し，老人保健施設の整備や，急性期，回復期，維持期といったように，機能分化が進んできている．現在，リハビリテーションには疾患別に実施回数の上限や単位数の制限等が設けられており，リハビリテーションサービスを行ううえで，決して恵まれた内容ではなくなってきている．中でも入院期間の短縮が大きく問われ，われわれOTにとっても対象者と関わる期間が限定されてきている．一人のOTが急性期から維持期まで一貫して対応することが非常に困難になってきている状況であり，だからこそ，患者個人に応じた的確な作業療法サービスとはどのようなものか，その内容が問われることになる．

　本稿では，その制約された期間の中でも回復期段階（特に脳血管障害）にある上肢機能に関して，どのような問題が生じ，またわれわれOTはどう捉え，どのような作業療法サービスを提供していくべきかを考えていきたい．

◆ 回復期段階での上肢機能の特徴

　どこまでが急性期段階で，どこからが回復期段階かと問われると，明確な境界はないと思われる．『医科点数表の解釈』[1]では，回復期リハビリテーションを要する状態に関して，脳血管疾患等では，「発症後又は手術後2カ月以内に回復期リハビリテーション病棟の入院料の算定が開始されたものに限る」と示してはいるが，いつからという時期は示されていない．急性期を脱し，安静度の制約が解消されてきたころからであろうか．対象者自身も，身体がどうなっているのか，まだ混乱の状態が続いている時期で，リハビリテーションに対するニーズが最も高まる時期でもあると思われる．その時期の片麻痺者の上肢機能には，いったいどのような特徴が出現するのであろうか？

　まず，動くことに最大の努力を払い，その結果，安定した姿勢のうえでの四肢の運動を無視した全身的，全体的な活動を引き起こす．

運動は粗大なものとなり，すべてが意識的に行われる．その結果，調節された微妙な運動コントロールが困難となる．また，安静度の制約がなくなり，日常生活能力の獲得も問われる時期である．非麻痺側を過度に使用しながら，せかせかと拙劣な動きで活動をしてしまう時期でもある．

◆ 片麻痺上肢の反応と治療的介入のポイント

高橋[2)]は，「上肢・手の基本的な役割には，身体を支える，バランスをとる，道具を作製し使用する，外部環境の情報を探る，感情や意志を伝え自己表現する等が挙げられる」と述べている．上肢は身体の一部ではあるが，さまざまな役割をもち，人間の生活にとって非常に重要な，欠くことのできない器官である．

姿勢コントロールにおける上肢

四肢を空間でコントロールする条件としては，安定した姿勢（中枢部）コントロール（姿勢制御）が必要になる．そのためには身体の位置関係を認識することが必要であり，そのうえで姿勢コントロールを形成し随意運動をつくり出す．また，その身体関係の認識過程は無意識下（自律的）に存在する．これまで人類は，重力下において生活してきた．長い年月を費やした進化の過程で，地球上（重力の中）で自由に移動ができ，そして巧みに上肢を使うことのできる二足歩行の姿勢を習得した．しかしその姿勢を維持するためには体幹が常に無意識下で安定していることが重要となる．その結果，肩関節が自由性をもち，上肢を巧みに使えるようになる．つまり，安定性と運動性の関係が成立する．

多くの片麻痺者では身体の二分化のため，左右同時に感覚入力が得られず，正中位を保持することや，バランスを維持することが困難となる．特に，自ら動こうと努力する回復期段階では，非麻痺側で強く感覚刺激を得ようとする動きが代償動作を招く．その結果として姿勢を維持することに精いっぱいとなってしまうことが考えられる．つまり，支持面をうまく感じることができず，重力に抗した姿勢の維持が困難になる場合が多い．

このような状況では，上肢を本来の身体図式として構築できず，四肢が過剰に支持面を捉え，結果として自由性を失ってしまう．また動こうとすると，上肢と体幹を過度に連結させ，上肢の動きを体幹の活動（代償）で行おうとする．

本来，体幹は上肢活動と相互関係にあり，上肢を空間で動かすためにわずかに先行（先行随伴性姿勢調整）して定位する必要がある．つまり，上肢の活動が保障されるには，姿勢が安定することが重要であり，姿勢が安定するためには，重力によって常に押しつけられている部分（支持面）から抗重力的に床面と相互関係を構築することが重要である．そのことを，われわれOTは常に考慮しなければならない．

物品操作における上肢

上肢の最も大きい機能は，ほかの動物と違い，道具をつくり，その道具を巧みに使用することである．人類は上肢（外部環境との接点）を上手に動かすことで，文明の発展に寄与してきた．

物品操作の過程では，視覚によって受け入れた対象を知覚・認知する過程と，その目的とする環境に自己身体を合わせ，方向性と運

動性を協調的に働かせる過程が重要である．しかし，多くの脳損傷患者においては，その両者の過程をうまく賦活することができず，新しい戦略過程を試行錯誤してつくり出し，操作を遂行しようとしている場合が多い．特に回復期の上肢では，物品に接近することや触れること，さらに使用することに最大限の努力を払ってしまい，その物品のもつ特性を生かすことができない．つまり，物品と上肢の間で相互関係を維持できないのも，この時期の特徴であるといえる．よって，治療に選択すべき物品は過去に触れた経験のある慣れ親しんだものが有効と考える．過去に学習された運動要素は運動プログラムに記憶されており，賦活しやすいからである．

上肢は運動器官である一方，身体の中でも非常に敏感で，かつ繊細な感覚器官である．感覚と運動の関係は，鶏と卵の関係と類似しており，どちらを欠いても十分に機能できない．前述したが，片麻痺者は上肢を動かすことに意識を総動員してしまい，感覚入力としては不十分な状態となる．そのため，さらに動きを強化して感覚を得ようとし，さらに動きに固執してしまうといった悪循環が生じてくる．

そこで，この時期では手指を個々に動かすことも大変重要な治療手段となってくる．筋自体の粘弾性を確保することで感覚情報を受け入れやすくし，その結果，必要な運動の量を片麻痺者自身が調整するチャンスを提供できる．また，物品を身体に近づける（握らせてあげる）のではなく，上肢自体が物品に対して近づくことによって，視覚的な情報から物品に応じた手の構えを導き出すことも，われわれが治療手段として提供する必要がある．上肢は身体の中でも外部環境との接点が非常に多い器官である．そのため，触れて動かす，物品を操作する，道具を使って対象物を変化させる等の，視覚的変化によってフィードバックされる活動を選択することが重要である．

自己表現の観点からの上肢（コスメティックな部分も含む）

上肢活動はジェスチャー等，言語に代わる，または言語を補うコミュニケーション手段として関与する．特に物品が思い出せない等，理解していない要素を他人に伝達する手段として非常に有用なものとなる．また方向を示すには，言語より明確な伝達手段となる．そのため，人は他人の上肢の動きに対して意識を向けることが多く，また自分自身も意識することが多い．日本舞踊等は手自体がその美しさを表すといっても過言ではない．

片麻痺者，特に回復期では，低緊張の状態，代償動作の連合反応として屈曲パターンが増強する時期でもある．上肢は，いわゆる正常パターンとは違った形で運動することが多く，意思を伝達する手段としても活躍できず，また，見た目（コスメティック）にも悪影響を及ぼす．歩行の場合，特に屈曲位で体幹に張りついていることが多く，周囲の視線が非常に気になる存在である．また，バランス制御に対してもパラシュート反応等の相互関係をつくることができず，歩行パターンにも影響が出てくる．われわれはそのことも考慮し，その要因を見つけ出し，治療していくことが重要なポイントになる．

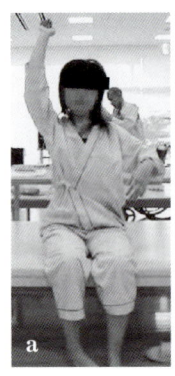

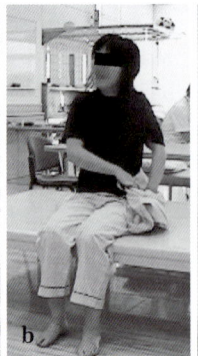

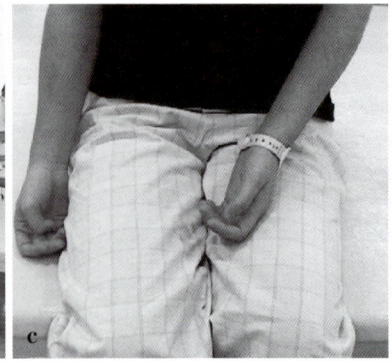

図1 介入前上肢機能
a：正中線のずれと体幹の伸展，b：脱衣場面では，強引に袖を取ろうとする，
c：麻痺側手指は活動性を有せず

症例での上肢治療の実際

症例紹介

20代，女性，脳腫瘍，左片麻痺．

左上肢の脱力感が出現し，徐々に進行．自宅にて様子をみていたが症状の改善なく，近医を受診後，当院（公立置賜総合病院）へ紹介入院．入院後，保存的に治療され理学療法・作業療法を開始．保存療法開始から約3週間が経過した時期．ニーズは上肢機能の改善．

臨床像

ADLは，入浴・トイレ動作以外は自立していたが，発症より麻痺側上下肢は低緊張が持続しており，寝返りや更衣等では忘れ去られた存在となっていた．座位保持は可能であるが，正中線は非麻痺側へ偏位し，非麻痺側で安定性を得ようとしている．

麻痺側上肢機能としては，すべての肢位でぶら下がったように体側に置かれ，症例自身の身体の一部として認識されない状況であった．肩関節屈曲90°程度は可能だが，背部の緊張を高めながら非麻痺側へ重心を移動させ，肩甲骨の引き上げと後退の中で努力的に行おうとする．上肢，体幹の選択性に乏しい状態であり，麻痺側上肢は重い存在となっている．また同時に非麻痺側上肢も後方へ引かれることになり，十分な挙上能力を発揮できずにいた．

麻痺側上肢から衣服の袖を脱ぐ動作は，非麻痺側上肢の拙劣な動きによるものであり，なかば強引にもみえる脱衣であった．脱衣・着衣とも，麻痺側上肢には服の張りに合わせて滑り込むような触運動覚に伴った反応はまったく出現せず，自分の身体ではないものに対して服をまとっていくような状態であった．また，手指の反応は，わずかに屈曲するのみで，物品操作はもとよりバランス反応に関与することもできなくなっていた．感覚に関して，検査上は正常であった（図1）．

治療展開

本来，四肢随意運動には姿勢の安定性が必要であることは前述したが，本症例への治療的介入では，知覚的運動を再学習し，体幹と上肢が協調的に活動できるようになることを

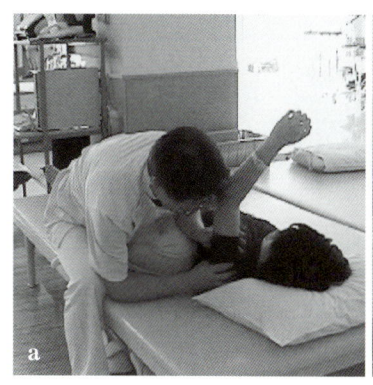

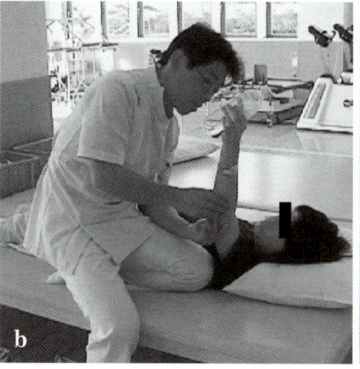

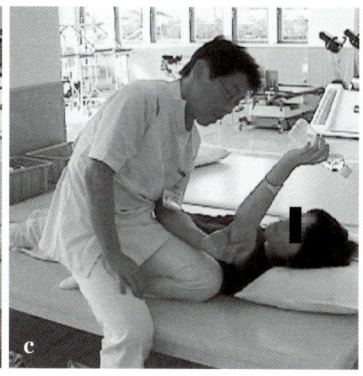

図2 ペットボトルを使用してのプレーシング
a：体幹と上肢の分離，b，c：ペットボトルの水を動かし感覚入力

目指し，自律的な姿勢コントロールを促した．中でも以下の点について考慮した．

- 遠位部の運動性を確保するための近位部の安定性獲得
- 随意運動起動時には常に姿勢コントロールが自律的に伴うこと
- 四肢の運動には姿勢コントロールが先行すること（予測的姿勢制御機構）
- 物品操作を行うことで上肢・手からの感覚入力を断続的に行うこと
- 感覚入力は自ら求めていくものであり，待っているものではない．つまり，物品を操作するためには患者本人が動いて物品を操作すること

●**ペットボトルを使ったプレーシング（治療1週目）**

症例の上肢は回復段階にあり，左手の機能の再獲得を目指し，積極的治療を促した．座位等の抗重力位で上肢を使おうとすると，体幹と上肢を選択的にコントロールしながら動くことが困難であったため，開始当初は臥位での治療を選択した．日常生活の中では，臥位で上肢を使うという動作自体は少ないと思われるが，広い支持面の上で上肢が選択的に動くことを感じとるには非常に有効な肢位と考える．

OTは体幹の安定をベッド面に保障し，体幹筋と上肢筋の分離を促した（図2a）．その後，水の入ったペットボトルを保持し，中で水が移動する重さの変化を手掌で感じるように，肩周囲から運動性を誘導していった（図2b，c）．

●**机上でのワイピング（治療1週目）**

臥位で肩甲骨の前方突出（肩甲帯が安定）可能となった時期より，座位でワイピングを実施した．症例は，抗重力位での上肢活動の多くを，肩甲骨の下制と体幹の伸展で行おうとしていた．自ら動こうとする努力が，そのパターン化された動きをさらに助長していた．この時期の片麻痺者によくみられる戦略である．努力的で非効率的な活動であり，かつスムーズさに欠ける．また非麻痺側身体を支持面に強く押しつけながら活動を遂行するため，左右非対称性をさらに強めることになる．

そこでOTは，前方から肩甲骨を安定させ，床面に対して圧迫を加え支持面を確保，後方より肩甲骨の前方突出を誘導し，ワイピングにつなげていった（図3a）．また体幹の過度の伸展が軽減されてきたころより，誘導のポ

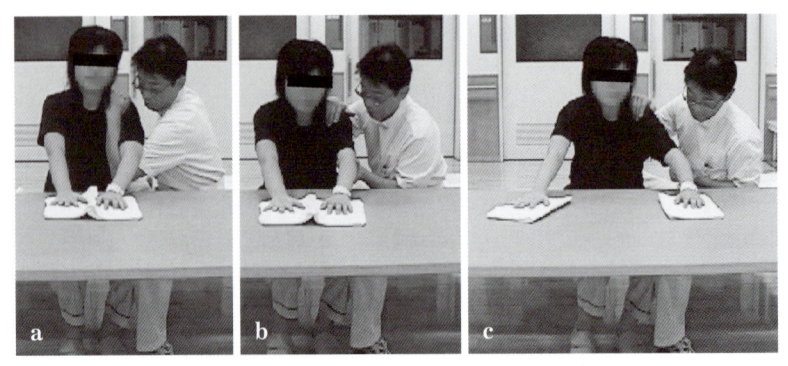

図3 机上でのワイピング動作
a：前方から肩甲骨を安定させ，下方へ圧迫，b：後方から肩甲骨を安定させる，
c：左右同時活動

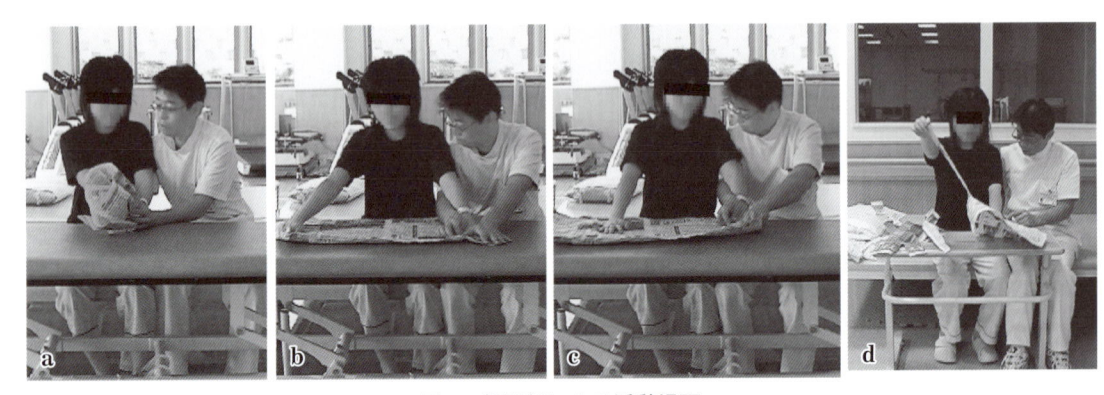

図4 新聞紙による活動場面
a：丸める，b：広げる（非麻痺側），c：広げる（麻痺側），d：縦に新聞紙を切る

イントを肩甲骨上部と肘の方向性とし，姿勢の安定と両側活動を心がけた（図3b, c）．

●**新聞紙からの感覚入力（治療2〜3週目）**

新聞紙はわれわれの作業活動によって，容易に形を変化させることができ，視覚的にも触覚からも，フィードバックを得やすい物品である．新聞紙を丸めるという動作は，広い作業範囲から小さい作業範囲に変化させることができ，正中位に気づくことに有用である（図4a）．逆に広げる動作は作業範囲を拡大し，上肢の伸展と左右の相互関係（一方で広げるとき，もう一方は新聞紙を固定しなければならない）を再学習させる（図4b, c）．また，麻痺側上肢で新聞紙を固定し，非麻痺側

で切り上げるということを実施し，さらに左右の上肢活動の統合を促していった（図4d）．

すべての活動にOTは遠位部から誘導し，その活動範囲に伴った姿勢変化が起きてくるかどうかを確認しながら進めていった．

●**ペットボトルリーチと操作（治療2〜3週目）**

上肢のリーチと手指機能の獲得として，ペットボトルへのリーチと蓋を開ける等の操作を実施した．手指および手内筋の粘弾性を確保しながら，手の役割としての物品操作能力の獲得をイメージして誘導した．リーチ時は特に上肢活動のタイミング・方向性・スピードを考慮し，手がペットボトルに対し，最短

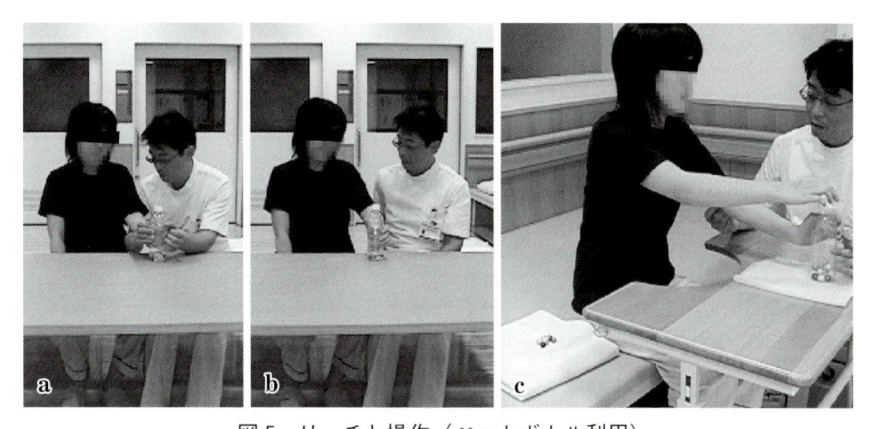

図5 リーチと操作（ペットボトル利用）
a：手指の伸展と手関節背屈を介助，b：手関節背屈を維持，c：左右の協調性が空間操作の中で必要

距離でアプローチすることが重要になる．対象物のペットボトルを視覚的に確認し，手関節の軽度背屈を意識した手の構えを誘導した（図5a）．意識的に上肢を活動させたとき，運動性のみを強調してしまい，その肢位の維持が難しいことが多い．よって，リーチ活動と同時に肢位を維持することも上肢治療にとって非常に重要な課題になってくる（図5b）．

その後，非麻痺側のスムーズな活動と，それに伴って反応する麻痺側上肢活動をコントロールした（図5c）．非麻痺側側方に置いたビー玉を麻痺側で保持したペットボトルに入れる活動であるが，左右の統合や空間操作の中での両側活動獲得に，有効な手段である．この時期の片麻痺者は，運動を意識して活動を行ってしまうことが多く，課題遂行における両側動作は自律的な活動を促通するうえでも重要なポイントになる．

◆ **結果**

3週間ほどの治療経過を述べてきた．上肢挙上については，まだ手指の伸展は十分に得られていないが，動作自体は遂行可能となり，リーチ範囲も拡大し，空間で上肢を維持できるようになった（図6a）．手指に関しては分離した巧緻な活動が不十分で，実用的ではないが，集団屈曲・集団伸展が可能になってきた（図6b，c）．更衣でも，体幹の動揺が少なくなり，正中位姿勢で活動し，麻痺側手が自ら袖に滑り込んでいく等の能動的な様子がみられてきた．しかし，活動の中で上肢に対して常に意識しなければならず，選択的・自律的な活動，また空間操作をすることは困難である（図6d，e）．

◆ **まとめ**

正しい姿勢コントロールは，上肢の選択的

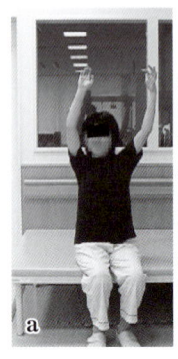

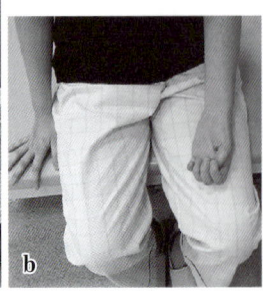

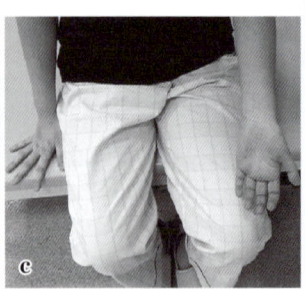

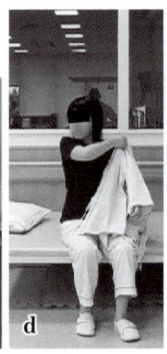

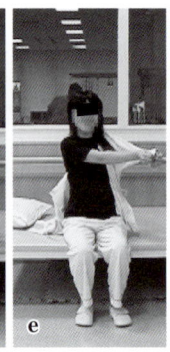

図6 結果（再評価時の上肢機能）
a：両上肢挙上，b：手指屈曲，c：手指伸展，d：着衣，e：脱衣

で巧緻性に富んだ運動を可能にする．上肢機能を完璧に活動させるためには，上肢がバランスをとること，体重を支持すること，移動手段となることから解放されなければならない．そのためには活動中の姿勢の安定性も提供していかなければならない．上肢の活動の多くは対象物操作（道具操作等）となるが，身体全体が代償として働くのではなく，上肢に安定した動きを提供するために姿勢をコントロールし，その場面に応じ安定的に働かなければならない．回復段階にある片麻痺者は活動をなんとかやり遂げようと必死になる．つまり努力の中で活動を起こすことが多い．本症例においても，上肢活動において常に体幹の伸展が伴っていたため，活動自体，対象物から遠ざかることになる．よって，常に姿勢コントロールに目を向け，治療展開を進めた．姿勢が安定しなければ非麻痺側には過剰反応等が出現し，さらに麻痺側改善に悪影響を与えてしまう．われわれOTは，その原因となるものを評価・解釈し，対象者に対し適切なサービス提供や指導をすることが必要と考える．

また，四肢随意運動は皮質脊髄路由来（背側運動制御系）の活動については，姿勢コントロールに関わるシステム（内側運動制御系）が同時に，または先行して活動を起こすといわれている．よって上肢遠位部の活動に伴った姿勢の安定を念頭におきながら治療展開していくことが重要となる．

次に遠位部の手に関してだが，手は人間にとって最高峰の感覚器官である．その入力された感覚によって，道具を作製・操作し，われわれの生活が成り立っている．そのためには，手掌をはじめとした，指先までの粘弾性を確保しておかなければならない．筋緊張の亢進した状態では，十分な感覚を得ることができず，さらに強い刺激を求め，さらに筋緊張を高め強引に運動を進めようとする，といった悪循環が生じてしまう．手関節が適切に運動性を伴った支持性を提供できたときに，初めて指は十分な力量を発揮でき，また巧緻性に富んだ運動を行うことができる．

回復期段階にある片麻痺者が，自律的に上肢を使い，実用性をもつためには，OTは「姿勢コントロール」と「上肢活動」の2つの側面から片麻痺者と向き合わなければならない．

◆ おわりに

　回復期段階にある片麻痺者が，必死になって障害に打ち勝とうと日々努力している姿に，日常診療の中で出会う．今回，回復期段階における上肢機能について姿勢コントロール，上肢自体の問題，物品操作の観点から，何が起こっているのか，われわれは彼らに対して何ができるかを筆者なりに考えてきた．本来，麻痺という障害をもって，そのままでよいと思う方はいないであろう．少しでもよくなりたい，もう一度あんなことがしたいと願っている方々が多いと思われる．われわれOTは，相談役ではなく，治療者である．障害と闘っている方々に真正面から向き合ってこそ，初めてその本質がみえてくるのではないか，また一緒に闘っていけるのではないかとあらためて痛感した．

◎文献

1) 医科点数表の解釈，平成20年4月版．社会保険研究所，2008
2) 高橋栄子：知覚探索-操作器官としての役割に向けて．OTジャーナル　43：58-63，2009
3) 渕　雅子：脳卒中後遺症者のADLにおける上肢の役割．ボバースジャーナル　26：2-14，2003
4) 山本伸一：自律的な上肢・手の活動にむけて．ボバースジャーナル　26：21-25，2003
5) 柏木正好：環境適応—中枢神経系障害への治療的アプローチ，第2版．青海社，pp24-34，2007
6) 山本伸一：上肢機能の理解とアプローチ．山本伸一，他（編）：活動分析アプローチ—中枢神経系障害の評価と治療．青海社，pp10-17，2005
7) 山本伸一：中枢神経系疾患における上肢機能アプローチ．第19回活動分析研究大会特別講演抄録，活動分析研究会，2007

3 脳血管障害維持期（生活期）における上肢機能へのアプローチ

渡部昭博, 阿部恵理 (医療法人辰星会 枡病院, OT)

はじめに

　維持期（生活期）リハビリテーションにおいては，残存機能の維持と並行し，ADL や生活能力の維持，社会参加の機会を可能なかぎりつくること等に主眼がおかれることが多い．もちろん，その過程の中で上肢機能が無視されているわけではないが，積極的な関わりはあまり重要視されていない印象がある．
　上肢，手の機能に関しては，本人や OT の多大な努力によっても，思うように改善されず，なかなか実用手に至らない例もある．実用手にならない手に対して関わるのは意味がない等という意見もあるが，"使えるか，使えないか"という狭義の上肢機能よりも，本稿ではむしろ上肢機能を「全身反応の中の一部」として捉えた立場から，その問題と随伴する障害像について触れる．具体的な介入事例を交えて維持期における上肢機能アプローチのあり方について検討していきたい．

維持期における上肢機能の問題

　手は本来，外界と直接接触し，外部環境とやりとりをする身体の窓口となる部位である．手は探索的に対象物から多くの情報を感知し，それをもとに働きかけをする．外部環境から受け止める反作用は，肘，肩を通して全身の反応に影響を与える．また外部環境に直接触れていない場合でも，予期的な構えが形成される時点で，手の構えのありようが全身反応の方向に大きな影響を与える[1]．
　維持期における上肢機能を考える際に最も考慮すべき点は，上述のような手を媒介にした外界との有機的な相互関係について，かなり長い期間，経験する機会を失っていることである．継時的な変化とともに二次的に引き起こされたであろう臨床像が多くみられる．共通して感じるのは，ボディ・スキーマ（またはボディ・シェーマ：身体図式）が曖昧で，上肢の長さや全身の相対的な位置関係にゆがみをもつ方が非常に多いことである．さらには対象者自身がそのことに気づいていないことも多い．このことが動作の開始（予測的な

姿勢調整）にも影響し，外部環境とのやりとりをいっそうゆがんだものにするというような悪循環を形成する．

定型化した動作パターン

背景的にはバランスの問題が大きい．多くの例で非麻痺側の過剰活動がかなり定型化している．相反的に麻痺側上肢は柔軟なコントロールを失い，強い連合反応と重度低緊張の混在，末梢の過敏性等がみられる．筋の短縮，皮膚や軟部組織の癒着等，非神経的要素の問題も助長されやすい．時に麻痺側上肢が本人の意識から忘れられているかのようにみえる例もある．肩甲帯の反応も乏しいため，バランスの多様性も影響されやすく，生活上のすべての動作が融通のきかないものになりやすい．心理的な恐怖心も含めて，わずかな環境変化にも対応できにくくなるのが特徴的である．

痛み

肩の痛みは多くの片麻痺者が経験している．肩関節は不安定な構造でありながら自由度が大きいため，全身の姿勢筋緊張や肩周囲の筋緊張のアンバランスによる影響を受けやすく，痛みを生じやすい．特に活動性が高くADLも自立し，ある程度実用的な上肢の使用が可能な方では，日常的に負荷がかかりやすく，一定期間を経たあとで痛みが出てくる例も多い．

衛生管理や介護上の問題

随意的な上肢のコントロールが困難で，重度痙性の影響を受ける例では，空気の通りが悪くなり，手内部や腋下部が不衛生な状態になりやすい．熱がこもりやすく，皮膚は薄皮状態になり，悪臭も生じかねない．

また，ADL全般で介助が必要な場合，着替えや体位変換等において上肢の緊張状態が円滑な動作の阻害因子になりやすい．

◆ 症例報告

症例A：上肢機能と立ち上がり（移乗動作）

非対称姿勢が目立つ左片麻痺者（64歳，女性）で，もやもや病発症後7年が経過している．左側の感覚は脱失に近い．動作は性急である半面，恐怖心が非常に強く余裕がない．特に起き上がり，立ち上がりでは，右上肢で手すりや介助者を強く引き込んで対処する傾向にある．体幹のねじれを伴った屈曲と同時に，左肩には内転・内旋の連合反応が出やすい．その定型的な姿勢運動パターンは長期経過の中で構築化されており，変容性に欠ける．

図1aは端座位の様子である．左上部体幹を前に出すように，ねじった形で姿勢保持している．そこからの立ち上がりは右に重心を移動し，さらにねじれを強めて立とうとする．立ち上がりのタイミングがつかめず努力的に何度も立とうとするが，失敗に終わる．視線も一点凝視になりやすい．左上部体幹と肩のねじれを修正しつつ立ち上がりをガイドしようと試みるが，ねじれの戦略（strategy）は非常に強固で，OTは対処しきれないでいる（図1b）．

一つの動作に固執せず余裕をもたせるため，ゆっくり周囲の様子を見渡したり，雑談したりする中で，同時に上肢，筋，皮膚アライメントを調整している．骨盤は左後方に傾斜する傾向にあるため，左肩甲帯から対側の座面に対して安定をとるように配慮する（図

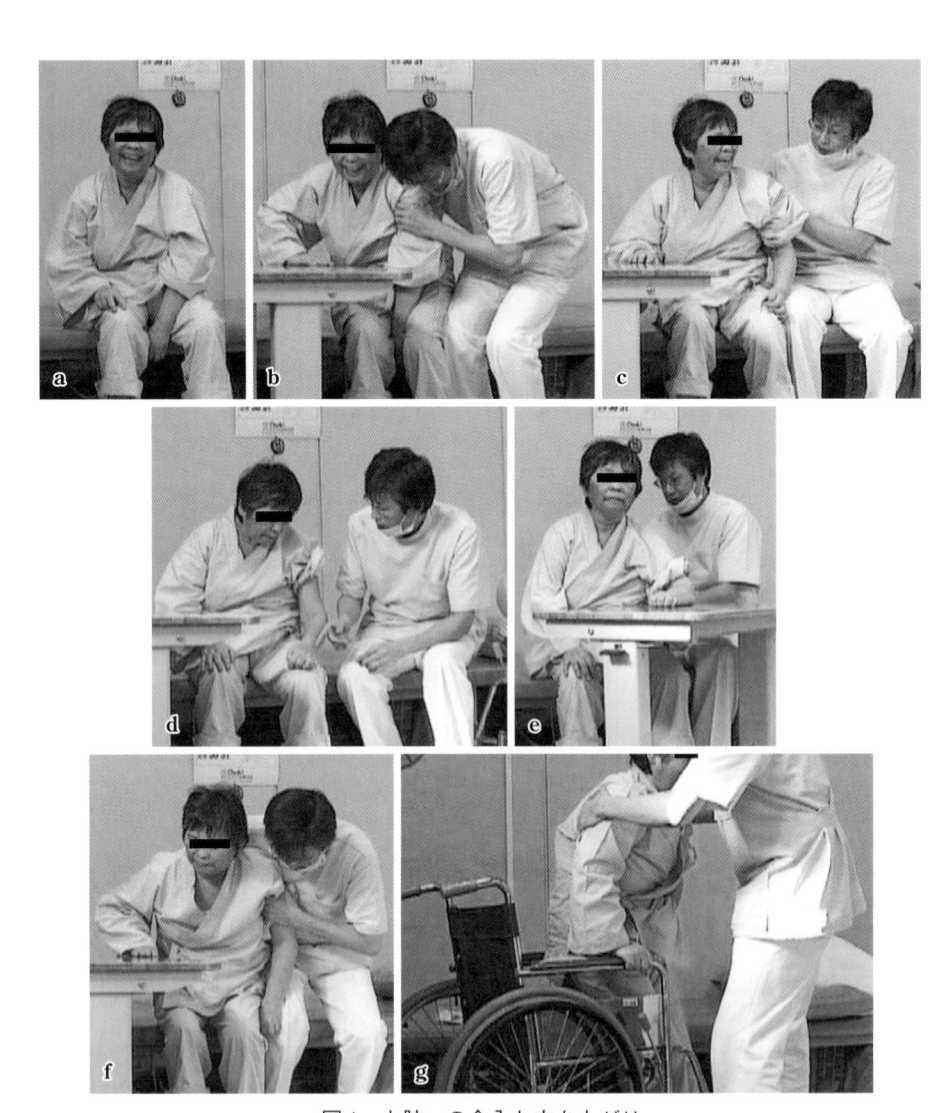

図1 上肢への介入と立ち上がり
a：端座位の様子．非対称姿勢が目立つ，b：立ち上がり時には，さらに非対称が強まり，介助が困難，c：麻痺側肩甲帯，上肢のアライメント調整，d：麻痺側上肢への注視を促す，e：非対称姿勢の改善とともに，体幹の伸展が促される，f：立ち上がりの介助が容易になる，g：移乗動作は，軽く触れる程度の介助で可能

1c）．

　左肩甲帯が姿勢保持の戦略から解放されると，左肩の内転・内旋の緊張は減弱し，左下肢の上に手を乗せておくことが可能になる．また，その際は麻痺側上肢をよく見てもらうことで，左手に対する注意を促している（**図1d**）．すると徐々に左肩甲帯の下制方向への緊張も減弱するので，机上での保持が容易になる．同時に体幹の伸展を促しやすい（**図1e**）．

　その後の立ち上がりでは，伸展はまだ不十分ながらも，体幹のねじれは改善し，立つときのタイミングがつかみやすくなる．治療後の移乗動作は安全のために軽く触れる程度の介助で可能となった（**図1f，g**，治療時間約40分）．

この症例では座位姿勢保持のために，左肩甲帯や上肢が常に固定的な戦略から解放されずにいること，極度に非麻痺側優位の構えが先行されていることが特徴的である．あらゆる動作や介助の場面で，非常に許容範囲が狭く余裕のない状況となり，心理的な恐怖心も拭えずにいることが問題となった．

治療的介入では，上肢-肩甲帯と姿勢反応との協調関係を促していくことが目的とされるが，対応としては，いきなり大きな姿勢の変化を求めるよりも，本人が安心していられるところから少しずつ許容範囲を広げていくイメージのほうが，導入しやすい印象をもつ．そのような意味では非麻痺側からの介入を行ったり，麻痺手に対する視覚的な注意を促したりすることも，変化のきっかけをつくるうえでは有効なことが多い．

症例B：上肢と作業遂行

右片麻痺と失語症を呈した71歳，女性．発症後5カ月が経過している．全体的に混乱傾向にあり，活動性や自発性が低く臥床していることが多い．介助やリハビリテーションに対しては拒否的になりやすい．非麻痺側上肢は常に高緊張状態にあり，麻痺側上肢は痙性や連合反応に支配されやすく，二次的に皮膚や筋の短縮，癒着等が生じている．治療では本人ができるだけ興味をもち，自発的に取り組めるような活動を試みようと，生け花を導入している．

開始前の様子では，表情が険しく，後方に突っ張るように座っているため，前に向かっていけない．対象物を自分のほうに引き寄せて動作空間を形成している．麻痺手は痙性の影響を受け後ろに引かれやすいため，机上に乗せようとすると抵抗があり，落ちそうになる（**図2a**）．姿勢の問題を背景に花を押しつけるようにさすため，花が斜めになっている．非麻痺側や頸部の過剰固定が目立つ（**図2b**）．

作業が進み状況が変化してくると，徐々に作業そのものに本人がのめり込むようになる．花を見てどこにさすかを吟味し，自分から花の向きを変えたり，覗き込んだりする（**図2c**）．慣れてくると自分から花を選んだりしながら場面を展開していくことができる．バックレストへの押しつけが減少し，身体が前方に向かっていく．右上肢の過緊張が減弱し，表情もやわらぐ（**図2d**）．

作業後，できばえに満足の様子（**図2e**）．ここでの変化は後の病棟での移乗動作等にも波及効果が認められた（治療時間約30分）．

本質的な問題は，動作や作業課題そのものに対する過剰反応にあった．背景的には失語症の問題が関連しているが，自分が対象にどう働きかけるべきかイメージがわかず，躊躇してしまっていた．これによって，もっている能力以上に過剰に身を固め，なかば逃避的な反応を引き起こしていることが推測できた．逆に，介入において促しや誘導を交えながらも作業活動に含まれる特性（生け花のダイナミックな色彩や構造の変化）が本人の中に取り込めてくると，より楽しみながら積極的な対象への働きかけが可能になった．結果として非麻痺側の過剰反応や麻痺側上肢の痙性の減弱が図られた．

ここで紹介した生け花の場面は，最初からOTの介入の意図があったわけでなく，常に受身的な状態にある症例に対して，何か主体的にできる場面はないかとトライしたものである．結果として想像以上に多くの上肢に関する反応を引き出すことに成功した．

症例C：上肢の過緊張と呼吸機能

脳出血発症後6年が経過した78歳，女性．

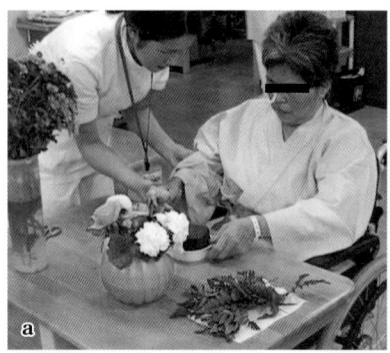

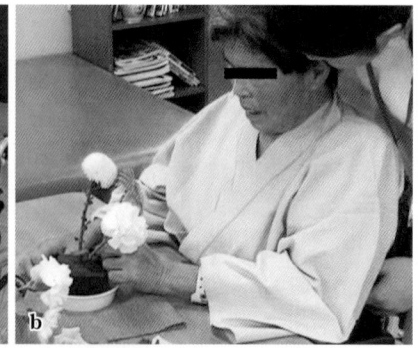

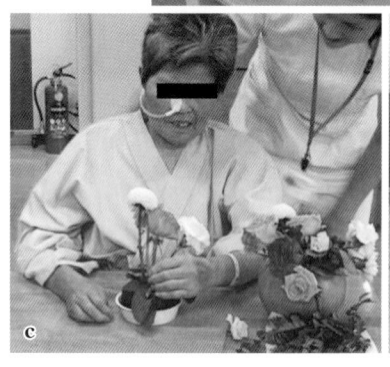

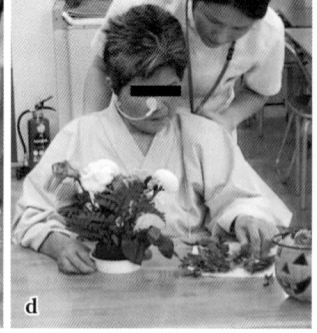

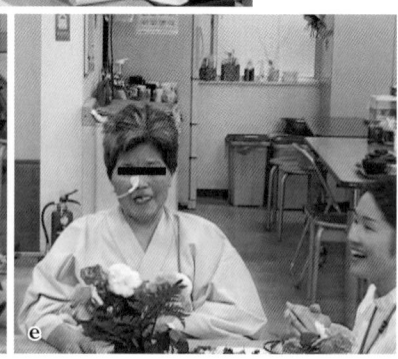

図2　作業遂行と上肢機能
a：麻痺側上肢は後ろに引かれやすい，b：後ろに突っ張るように座り，非麻痺側上肢・頸部の過剰固定が目立つ，c, d：状況が変化し，本人が作業にのめり込むようになる．自発的に場面を展開できる，e：作業後の様子．緊張はゆるみ，表情もやわらぐ

　重度四肢麻痺と意識障害が遷延化しており，なかば寝たきりの生活が続いている．表情は険しく不快な様相でいることが多い．両上肢の強い屈曲が顕著にみられ，他動運動ではかなり強固な抵抗がある（**図3a**）．さらには，あくびやむせ等で上肢と股関節に強い屈曲の連合反応が出現し，時には気管切開カニューレをふさいでしまうかのようになるため，看護師からも対応の相談を受けていた．
　外界との相互関係が分断され，上肢全体が求心的な反応になっていることは容易に推測できた．臥位ポジションの調整や全身的な姿勢アライメントの改善等について，主に介入したが，変化はその場かぎりでなかなかキャリーオーバーしない印象があった．
　以下は呼吸に合わせた介入の例である．特に屈曲の強い左上肢の肩，肘周囲からベッド支持面との接点に向けて軽く圧をかけて安定を促す．そこから胸郭に軽く触れ，呼吸に応じた肋間の動きを触知する（**図3b**）．肋間は他動運動によって動きを引き出すよりも，呼吸に合わせた軽い接触だけでも十分に反応しやすい特性をもつ．OTの触れた部位の肋間が吸気とともに広がると同時に，上肢の過緊張はスーッと急激に減弱する（**図3c**）．
　呼吸は深く大きくなり，全身の過剰固定が解除される（**図3d**）．表情はやわらぎ，普段は固く目を閉じていることが多いが，若干開眼も促される．寝返り，起き上がりの介助も行いやすくなるため，座位の場面へと移行しやすい．
　問題の本質は，呼吸時の胸郭運動に上肢の屈筋痙性も一体化して動員されている点にあった．胸郭と上肢は一つの定型化したパ

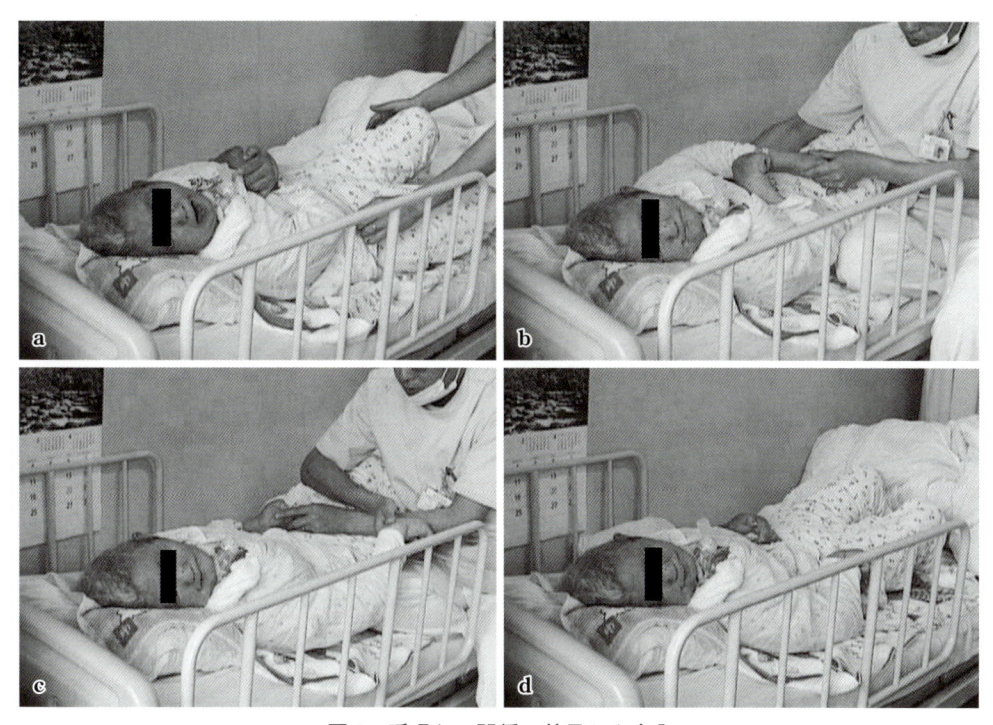

図3 呼吸との関係に着目した介入
a：介入前．両上肢の屈曲と，身体のねじれが目立つ，b：呼吸に応じた肋間の動きを触知する，c：肋間の広がりと同時に，上肢の過緊張が減弱，d：介入後．呼吸は深くなり，リラックスした臥位に変化

ターンとして存在している．一見あまりにも強い緊張状態におかれているため，拘縮していると判断される例も多いが，適切な感覚情報（選択的な感覚）のインプットにより，驚くほど急激に変化することもよくあるので，注意深い評価と観察が必要である．

◆ポイントとまとめ

　維持期における障害像は，その人なりの環境に対する戦略・適応の結果であり，その人なりの歴史でもある．それゆえ治療的介入は，その適応の仕方（戦略）そのものに向けられる．OTが遭遇する目の前の現象は，環境因子や個人因子と相関し，二重にも三重にも複雑化したものである．当然そこには治療的介入を受け入れられる許容範囲があり，やみくもで一方的な介入は逆に拒否的な反応を助長しやすい．対象者にとって受け入れやすい感覚情報は何かを注意深く探りながら介入していくことが望ましい．また，基本的に他動運動の中からは自己身体への気づきを促すことは困難である．いきなり大きな変化を求めるよりも，対象者がわずかでも変化を感じとれることが重要で，それが結果として大きな変化をもたらすことが多い．

◆おわりに

　主観ではあるが，対象者が上肢に対して否

定的な感情，嫌悪感，邪魔なものといった認識等をもたないように援助していきたいと思っている．上肢が自己身体の一部として，身体機能的にも心理的にも肯定的に受け入れられることが必要である．このことは主体的な社会参加の観点からみても，生活機能維持の観点からみても，重要であると感じている．

◎**文献**

1) 柏木正好：環境適応—中枢神経系障害への治療的アプローチ，第2版．青海社，2007
2) 山本伸一，他（編）：活動分析アプローチ—中枢神経系障害の評価と治療．青海社，2005
3) 柏木正好：脳卒中のリハビリテーション—手のスキルの改善を目指して．発達 22：37-43，2001
4) 久保田競：手と脳—脳の動きを高める手．紀伊国屋書店，1982
5) Feldenkrais M（著），安井 武（訳）：フェルデンクライス身体訓練法—からだからこころをひらく．大和書房，1982

4 パーキンソン病における上肢機能へのアプローチ

中島雪彦, 山内智香子(熊本機能病院, OT), 大橋妙子(同, PT)
德永 誠, 渡邊 進, 中西亮二(同, 医師)
出田 透(前熊本機能病院, 医師)

◆ はじめに

　パーキンソン病（Parkinson's disease, 以下PD）とは, 中脳黒質ドパミン細胞の変性脱落により起こる原因不明の疾患である. わが国の有病率は人口10万人あたり約150人[1]であるといわれ, また加齢とともに有病率も増加している. 近年の高齢化の進展に伴い, わが国の有病率は, さらに増加することが考えられる.

　上肢機能の障害はADLに直接的に影響するため, その改善を図ることは重要である. われわれは2006年（平成18年）5月から2008年（平成20年）9月までの間に当院を退院したPD患者104人をPDの評価法であるUnified Parkinson's Disease Rating Scale（以下UPDRS）にて評価した. その中からPD患者の上肢機能の問題, 介入のポイント等について述べたい.

◆ 疾患の理解

　PDの中核症状は振戦, 固縮, 寡動・無動, 姿勢反射障害等の運動機能を中心とした症状であるが, 前頭葉機能低下による遂行機能障害や, ワーキングメモリーの障害等も起こる[2]. 神経細胞の脱落は黒質に限局せず, 青斑核や迷走神経背側核等にも及ぶ. 近年, 神経細胞変性の指標とされるLewy小体の主要成分であるαシヌクレインは, 脳幹や大脳皮質, 心臓交感神経等, さまざまな場所に蓄積されることがわかった[3]. そのためPDの症状も, 前述の高次脳機能障害に加え, 自律神経障害や睡眠障害等, 非運動性の症状も広範にみられる.

◆ 上肢機能の特徴

　上肢機能に影響を及ぼす症状として, 以下のものがある.

振戦

4〜7 Hz の規則的なものである．静時振戦が特徴であるが，一定の姿勢を保持したときに出現する姿勢時振戦や，活動中に起こる動作時振戦もある．

動作時に消失あるいは軽減する振戦は ADL への影響は少ないが，姿勢時振戦や動作時振戦は随意運動により惹起されるため ADL に影響を及ぼす[4]．

固縮

筋の伸張反射の持続的な亢進状態であり，他動的に関節を動かしている間，筋の抵抗がある．この抵抗は鉛管現象といい，運動開始から終わりまで一様な抵抗を示す．上肢では肘関節や手関節，前腕回内外，指関節にみられる．固縮が亢進すると上肢のすばやい反復運動や巧緻動作が困難となる．

寡動・無動

寡動とは運動の緩慢あるいは動作開始の遅延であり，無動とは運動の開始困難であるが，重症の寡動を無動と表現するのが一般的である[5]．臨床場面では運動開始の反応時間の遅れ，運動遂行時間の遅れ，反復運動による疲れ等が観察される．

書字においては，書くにつれて字が次第に小さくなる小字症（micrographia）がみられ，文末は判読困難となる場合もある．また行を変えると再び字が大きくなる特徴もある．

すくみ現象（freezing phenomenon）は歩行開始時に足が出にくい，狭い場所で突然足が凍りついたように止まるといった，通常は歩行時の下肢にみられる症状である．しかし同様の症状が上肢にもみられる．四つ這い移動で腕を前へ出せない，あるいは出せても途中で止まってしまうこともある．しかし畳のヘリ等の視覚的手がかりがあると腕を振り出すことができる（矛盾性運動：paradoxical kinesia）．すくみ現象が起こる原因として大脳基底核と補足運動野との相互作用による運動制御の障害が示唆されている[6]．

歩行時には腕振りの振幅の減少がみられ，次第に小さくなり止まってしまうこともある．さらに下肢の歩行リズムと腕振りのリズムが合わなくなる等のリズム障害も観察される．車いす駆動では，ハンドリムを短い振幅で小刻みに動かすといった小刻み歩行に似た症状がみられる．

ジスキネジア

長期にわたる L-ドパの投与により起こる非律動性の不随意運動であり，四肢や体幹に起こる．著しい場合には姿勢保持が困難となり，ADL 場面で上肢の使用に影響を及ぼす．前述の 104 人の患者の中で，ジスキネジアによる軽度〜中等度の障害をもつ者は 20 % に及んでいた．

Wearing-off 現象

L-ドパの長期投与により薬効時間が次第に短縮するもので，頻繁に off 状態となる．off 状態は次第に身体の動きが鈍くなる場合と，動作中に突然動きが止まる場合（on-off 現象）がある．よって上肢機能にとどまらず，全身の活動性が低下する．前述の 104 人の患者の退院時 UPDRS では，on 時の平均が 55.6 点，off 時の平均が 60.2 点で，off 時の機能に有意な低下がみられた（$p < 0.001$）．

パーキンソン姿勢

立位時に前傾前屈姿勢となる，PD の特徴的な姿勢である．これには胸椎から腰椎にか

けて後弯しているもの，腰椎が後弯しているもの，頸部のみ前屈しているもの等さまざまで，直立姿勢が保持できないために上肢挙上での到達範囲が制限される（**図1**）．

姿勢反射障害

PD患者は姿勢保持に外乱が加えられたとき等に，立ち直り反射や平衡反応が起きずに転倒することがある．正常では転倒時に上肢の保護伸展反応が出現し，身体を支えようとするが，PD患者では反応速度は保たれているものの，伸展の速度が減弱するために支えることができない[7]．

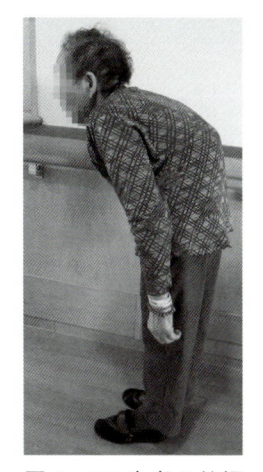

図1 PD患者の前傾前屈姿勢
姿勢の影響で部屋の照明のスイッチに手が届かない

◆ 陥りやすい上肢の反応

上肢機能に関する研究では，デジタイザーを使った反応速度や運動軌跡の解析等の論文が散見される．村山ら[8]は液晶ディスプレイ付きデジタイザーとスタイラスペン（ペン型の入力装置）を使い，PD患者の上肢の反応運動に対する定量的評価を行った．その結果，健常群と比べて移動時間と反応時間が有意に遅延していた．またPD患者は健常群と比べ筆圧が弱く，書字の軌跡に小刻みな震えが出現している[9]．PD患者からは，手指に力が入りにくく薬包を開けられないとの訴えがあるが，分析結果からも，そのことが推察される．また軌跡の小刻みな震えは動作時振戦を反映しているものと考えられる．

Plotnikら[10]はPD患者に対して，デジタイザー上に出現する標的をスタイラスペンで追跡するテストで，その反応時間を調査した．その結果，PD患者群では健常群に比べて，1つ目の刺激に対する反応時間より2つ目の刺激に対する反応時間が有意に延長していた．つまり刺激の変化に対する上肢の運動修正に時間がかかることを示している．

Randら[11]は棒の先に取り付けた発光ダイオードをランダムに発光させ，光った棒に手を伸ばして母指と示指で摘むといった実験を行って，その反応時間や軌跡，加速度等を測定した．PD患者群は健常群と比べ指間の距離が短く，腕を伸ばす運動速度に遅延がみられた．これはPDの中核症状である寡動の特徴を表している．

臨床場面で上肢機能を評価する方法としては，一般的な運動機能評価に加え，UPDRSのpart 2，part 3やSTEF（Simple Test for Evaluating Hand Function：簡易上肢機能検査），AMPS（Assessment of Motor and Process Skills）等がある[12]．当院入院中のPD患者17人に対しSTEFを行った結果，UPDRSのpart 2との間に高い負の相関がみられた（$r = -0.699$, $p < 0.01$）．またUPDRSとFIM（Functional Independence Measure）との間にも負の相関がみられた（$r = -0.506$, $p <$

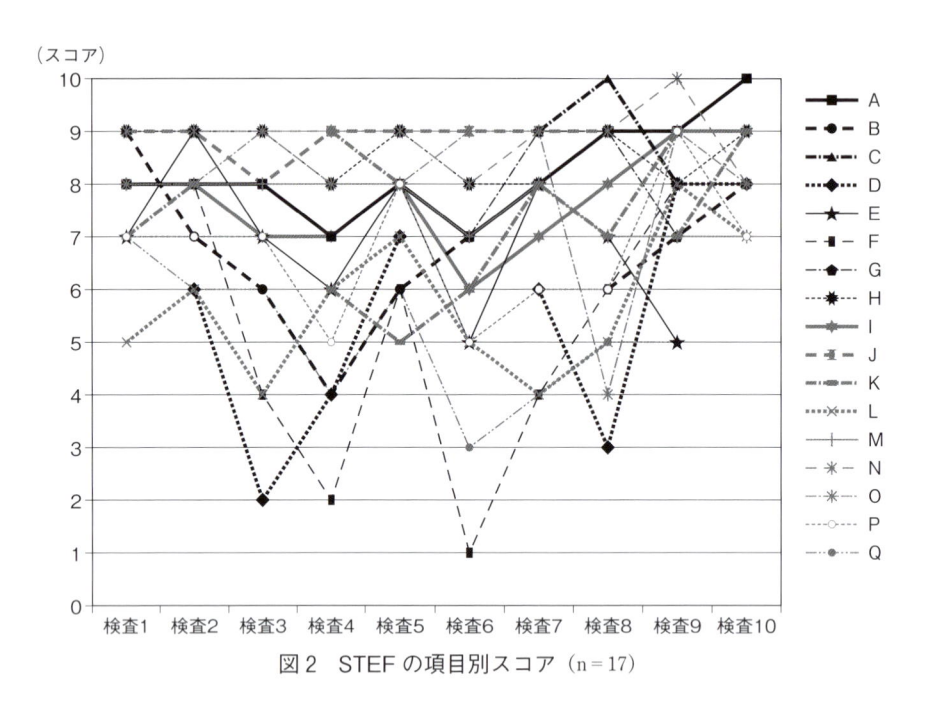

図2 STEFの項目別スコア（n＝17）

0.05）．またSTEFの結果を項目別に比較すると，有意差はないものの，中立方体や小立方体のスコアが他の項目に比べ低い傾向がみられた（**図2**）．

◆ 治療のポイント

固縮

上肢に起こる固縮は，寡動等の症状と重なり関節拘縮の原因となる．特に前腕の回内外や手関節，手指等の拘縮はADL面での影響が大きいので，ゆっくりとした他動運動により関節可動域の維持に努める．

すくみ現象

四つ這い時の上肢のすくみ現象に関しては，すくみ足と同様に視覚刺激，聴覚刺激，言語指示等の手がかり情報（手がかりとしての感覚刺激）が有効である．床面にラインを引く等，視覚的な手がかりや号令に合わせて腕を振り出すように指示すると腕が出やすい．歩行時の腕振りの欠如には聴覚的な刺激が有効となる．

車いす駆動に対しては，駆動時に体幹の動きを利用し，できるだけハンドリムの最上部を握るように指示する．またハンドリムに握りの目安となる目印のテープを巻く方法等もある．

食事動作

PD患者の食事動作に関する研究は少ないが，Maら[13]はスプーンの柄の太さとスプーン操作能力との関係を調査している．18人のPD患者に対し，柄の直径が1.2 cm，2.0 cm，3.8 cmとそれぞれ異なる3種類のスプーンを用いて，スープに見立てた水をすくって別の器に移動させる動作を解析した．その結果，健常群では差がなかったのに対し，PD患者群では動作スピードや操作性で，1.2 cm

と 2.0 cm のスプーンが 3.8 cm のものより，有意に良好であった．その理由として PD 患者群は健常群より手の握りの径が小さく，しかも柄の握りに多くの指が関与しているため，柄を大きくすると手関節等の協調性が阻害されるからであろうと述べている．

前述の 104 人の UPDRS データによると，食事動作で自立あるいは時に介助を必要とする者の割合は約 80％であった．食物を切る等の加工をすることで自力摂取できる者を含めれば，約 90％は自力摂取が可能となり，比較的自立度の高い動作であるといえる．

スプーン操作では，前腕の回内外運動や手関節の掌背屈が重要であるため，関節可動域の維持に努める．また上肢機能に加え，体幹の前屈姿勢が摂食の先行期に影響を及ぼすことが多い．車いすや椅子上での姿勢保持により，上肢の機能を最大限に引き出す必要がある．

小字症

Ondo ら[14]は薬物コントロールをしていない PD 患者に対して，閉眼時と開眼時の書字を比較した．その結果，閉眼時の文の長さが開眼時に比べ有意に長かった（小字症が軽減）とし，これは単に低運動状態の徴候ではなく，歩行のように高次に学習される運動課題の障害に関係しているのではないかと述べている．

Oliveira ら[15]は 11 人の PD 患者に対し，聴覚的刺激と視覚的手がかりのどちらが小字症に効果があるかを調べ，視覚的手がかりが小字症に即時的効果があることを示した．平行に引かれた線の間に書くことで小字症が改善することはよく知られている．

Teulings ら[16]は小字症の起こる要因として，PD 患者は直前の筆跡，あるいは進行中の筆跡を視覚的手がかりとして次の運筆を進めるため，徐々に文字の大きさが小さくなる現象が起こるのであろうと述べている．これは前述の，閉眼によって小字症が軽減することと一致している．

一方，描画では小字症の影響が出ないのも特徴である．**図 3** は PD 患者の書字と描画であるが，書字には小字症がみられ，描画にはその影響が表れない．よって書字練習に先立って絵を描くのもよい．

しかし 104 人の PD 患者のデータでは，退院時の UPDRS が入院時と比べて有意に改善（$p<0.01$）しているにもかかわらず，書字の項目は改善がみられなかった．

更衣動作

104 人の PD 患者の調査では，更衣動作が自立している（正常，やや遅い）割合は 54％と低く，off 時には 36％とさらに低下する（**図 4**）．このように on と off で大きな違いが生じるのも PD の特徴である．

更衣動作における上肢機能で問題となるのは，肩関節の可動域と手の巧緻動作である．そのため衣服の選択にも注意する．できるだけ上下肢を通しやすいものにして，伸縮性のあるものやボタンが大きめのものを選ぶ．衣服を改良したり[17]，滑りやすい素材を用いたりするのもよい．また更衣の時間を on の時間帯に合わせることも必要である．

◆ 症例報告

症例：A 氏，診断名 PD，年齢 60 代
性別：男性
職業：学校教師

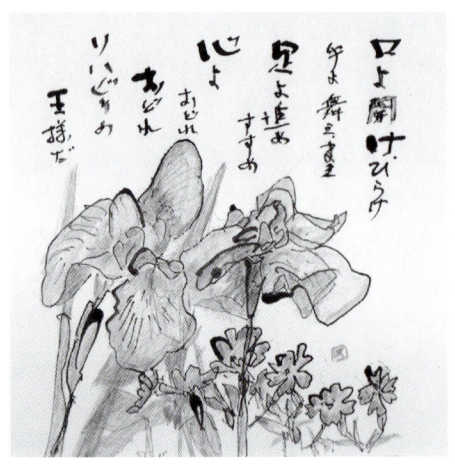

図3　PD患者の書字と描画
書字では小字症がみられるが，描画では影響がみられない

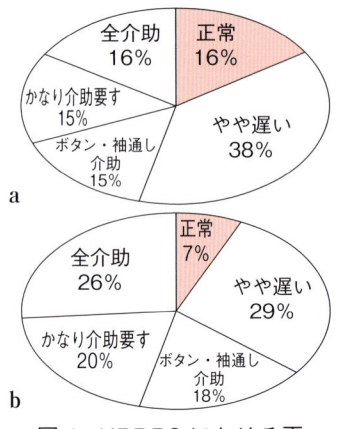

図4　UPDRSにおける更衣動作のon時とoff時の比較（n＝104）
a：on時の更衣，b：off時の更衣

●現病歴

2005年（平成17年）ごろ，右下肢の振戦ならびに右手の巧緻性低下が出現し，書字障害が起こりはじめた．

2009年（平成21年）よりマドパー®配合錠の投与を開始するが，振戦が増強したため中止し，服薬調整を目的に紹介にて当院入院となった．

●評価

Hoehn-Yahr分類stage Ⅱ，FIM 118点，UPDRS on時41点，off時44点．右下肢の姿勢時振戦があった．固縮は右下肢にみられた．

●主訴

右下肢の振戦と書字障害であった．特に食事のときや物事に集中しているとき等に下肢の振戦が出現し，不快感を伴っていた．

書字は文字が一様に小さくなり，書き取り等，速度の速い書字では文字の乱れが大きくなるというものであった．

●開始時所見

振戦は食事や書字等，何かの動作をしているときの動作時振戦である．

書字は一般的にPDでみられる小字症のように次第に字が小さくなるような症状ではなく，一様に小さな字にしか書けないといったものであった．

歩行時には腕振りの振幅が小さく，時に止まることもあった．

●作業療法アプローチ

上肢の粗大な動きを引き出すために，書字には習字を導入した．その際，下肢の振戦を増強させないように姿勢を変えながら行った．運筆がスムーズになってきたところで，字のなぞり書きを実施した．一方で，手指の屈曲伸展の反応速度向上のために，素手によるキャッチボールを行った．書字は次第に手がかりのあるものからないものへ，ゆっくりした書字速度から速い速度へと変化させていった．

2カ月後には，自覚的にも他覚的にも書字速度が軽度改善し，最終評価時はFIM 123点，UPDRS on，of時ともに26点であった．STEFも初期時右77点，左88点に対し最終評価では右89点，左90点と向上し，遂行時間においても有意な改善がみられた（右：p

< 0.01，左：p < 0.05）.

　図5の右はゆっくりとした自己のペースで書いたものであるが，実用的なスピードで書くと左のように字の乱れが著明となる．最終評価時には，わずかに書字速度の向上がみられたものの，実用的な書字機能の改善までには至らなかった．

◆ 考察

　書字動作には，運筆時に直線や曲線を組み合わせた複雑な動きが要求される．PD患者は健常群と比べ運筆の反応時間や移動時間の遅延がある[8]ことから，症例の書字動作は疾患の特徴を反映しているものと考えることができる．

　STEF等の上肢機能評価上では改善がみられたものの，実用的な書字動作改善には，さらに高度な上肢のコントロールやスピードが要求される．よって症例のように書字速度を上げると，線の変化に対応できなくなる．PDが進行性の疾患であることを考慮すれば，今後は書字の代替手段も考えなくてはならない．

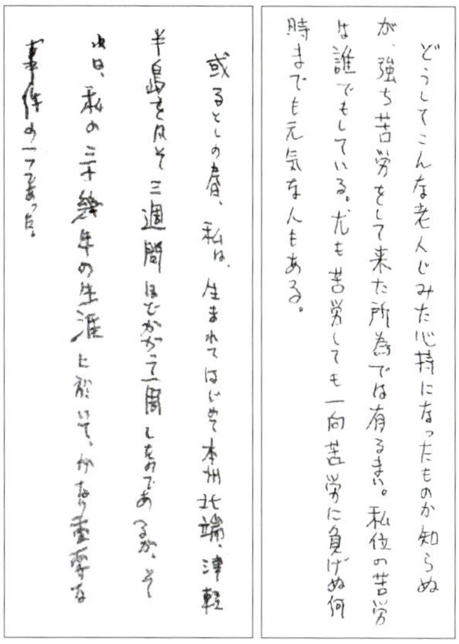

図5　ゆっくりとした書字（右）と速い書字（左）

め，できるだけon時に作業療法アプローチを行うことが原則である．

　今回は上肢機能について運動機能面を中心に述べたが，精神機能面も併せて考える必要がある．PDの特徴である**精神緩慢（brady-phrenia）**は重要であり，刺激に対する反応が低下する．また薬剤性の幻覚や妄想が出現しADLの大きな阻害因子となる．

　長期化する疾患の特徴を踏まえ，早期から身体の機能維持を目的としたグループ活動[19]等も取り入れていく必要がある．

◆ おわりに

　PDは進行性の疾患であるが，生命予後そのものはよい[18]．そのため疾患の長期化とともにwearing-off現象が生じ，off状態が頻繁に起こるようになる．また抗パーキンソン薬の増量に伴いジスキネジア等の不随意運動も出現する．on時とoff時の日内変動を見きわ

◎文献

1) 竹島多賀夫：パーキンソン病の疫学研究．服部信孝（編）：ここまでわかったパーキンソン病研究．医歯薬出版，pp5-8，2009
2) 丸山哲弘：パーキンソン病に伴う精神症状．水野美邦，他（編）：よくわかるパーキンソン病のすべて．永井書店，pp28-92，2004
3) 若林孝一："全身病"としてのパーキンソン病の病

理―α シヌクレイン蓄積の進展様式とその意義．服部信孝（編）：ここまでわかったパーキンソン病研究．医歯薬出版, pp17-21, 2009
4) Jankovic J, et al：Re-emergent tremor of Parkinson's disease. J Neurol Neurosurg Psychiatry 67：646-650, 1999
5) 新藤正臣：主要症状―振戦・筋固縮・無動・歩行障害．柳澤信夫（編）：パーキンソン病―診断と治療．金原出版, pp17-25, 2000
6) 千田富義：神経筋疾患―とくにパーキンソン病のバランス・歩行障害について．総合リハ 35：1063-1069, 2007
7) Carpenter MG, et al：Postural abnormalities to multidirectional stance perturbations in Parkinson's disease. J Neurol Neurosurg Psychiatry 75：1245-1254, 2004
8) 村山伸樹, 他：上肢運動機能測定法（1）―パーキンソン病患者の反応運動に対する定量的評価．臨床脳波 47：328-334, 2005
9) 村山伸樹, 他：上肢運動機能測定法（2）―直線反復運動課題を用いた上肢運動機能障害の定量的評価．臨床脳波 47：395-401, 2005
10) Plotnik M, et al：Motor switching abilities in Parkinson's disease and old age―temporal aspects. J Neurol Neurosurg Psychiatry 65：328-337, 1998
11) Rand MK, et al：Control of aperture closure during reach-to-grasp movements in Parkinson's disease. Exp Brain Res 168：131-142, 2006
12) 藤原瑞穂, 他：パーキンソン病に対する作業療法．MB Med Rehabil 76：44-52, 2007
13) Ma HI, et al：Handle size as a task constraint in spoon-use movement in patients with Parkinson's disease. Clin Rehabil 22：520-528, 2008
14) Ondo WG, et al：Withdrawal of visual feedback improves micrographia in Parkinson's disease. Mov Disord 22：2130-2131, 2007
15) Oliveira RM, et al：Micrographia in Parkinson's disease―the effect of providing external cues. J Neurol Neurosurg Psychiatry 63：429-433, 1997
16) Teulings HL, et al：Adaptation of handwriting size under distorted visual feedback in patients with Parkinson's disease and elderly and young controls. J Neurol Neurosurg Psychiatry 72：315-324, 2002
17) 中馬孝容, 他：パーキンソン病の治療（5）非薬物療法．水野美邦, 他（編）：よくわかるパーキンソン病のすべて．永井書店, pp160-173, 2004
18) 楠見公義, 他：我が国におけるパーキンソン病とパーキンソニズムの疫学．柳澤信夫（編）：パーキンソン病―診断と治療．金原出版, pp10-16, 2000
19) 中島雪彦, 他：パーキンソン病．寺山久美子（監）：レクリエーション―社会参加を促す治療的レクリエーション, 改訂第2版．三輪書店, pp153-155, 2004

5 脊髄損傷における上肢機能へのアプローチ

玉垣　努 (神奈川県立保健福祉大学, OT)

◆ はじめに

　近年，京都大学の山中伸弥氏らの研究による iPS 細胞（人工多能性幹細胞）の発見や応用的な研究より，脊髄損傷（以下脊損）の再生も夢ではなくなってきている．加えて，研究を支援している障害者団体（NPO 法人日本せきずい基金 URL：http://www.jscf.org/）の活躍も頼もしいかぎりである．OT に対しても，将来的な機能再獲得や自立支援の面では大きな期待が寄せられている．特に上肢機能に関しては専門分野であり，延長線上に ADL の拡大があるため，今後も重要な役割を担っていかねばならない．

　そこで，今回は上肢機能に注目して，臨床的な問題点を鑑みながらいくつかのアプローチを紹介する．注目すべきは，「残存機能の強化」というワンパターンのアプローチは，有効な場合もあるが，逆に悪化させることもあることであり，これに気づくことが重要である．これを回避するには，臨床的な動作分析を行い，仮説・検証を繰り返し実施する臨床スタイルが必須であることも含めて提案したい．

◆ 上肢機能の問題

　近年の脳科学においては，脳の可塑性に関して多くの検証がなされてきている．Ramachandran[1]が切断肢における脳の再配置について提案したように，脊損でも体幹や下半身等の使用していない領域に上肢の再配置が起こっているかもしれない．

　急性期の頸髄損傷者（以下頸損者）は，身体において本来あるはずの 7〜8 割の感覚や運動の情報（多くは無自覚）が突然欠如する[2]（図 1a）．しかも，牽引もしくは頸部固定をしているため，視覚的に胸部以下を確認することができない状況になる．これらによって，以前のように無自覚に姿勢コントロール（姿勢制御）をしながら行う日常行為の方略ができなくなってしまう．つまり，身体感覚（身体図式）や定位[3]の障害が起こっているのである．

　この状況下で，残存機能の強化を実施すれば，ますます麻痺部位の情報をなくしてしま

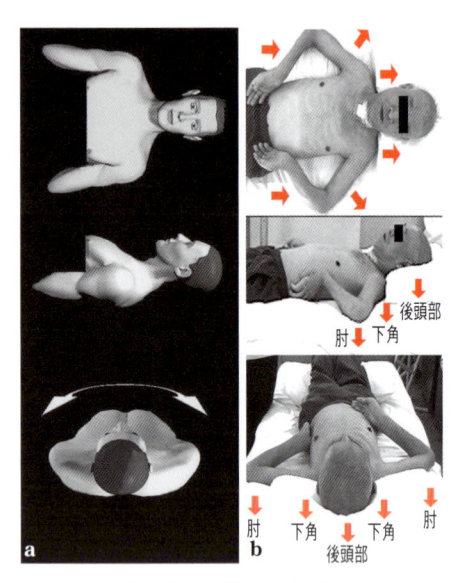

図1　頸損者の臥位での知覚と反応
a：非麻痺部位のみの身体感覚しかなく、不安定な知覚状況、b：胸郭の転がりを止めるため肘や頭部の伸展筋を利用して固定

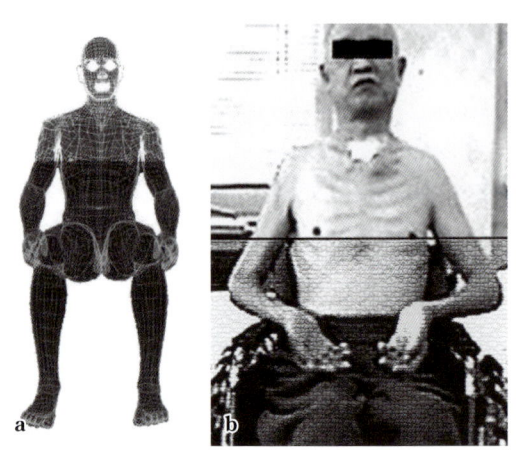

図2　頸損者の座位での知覚と反応
a：支持面に接しているのは麻痺部位のみで不安定な知覚状況、b：倒れまいとするために、頭頸部は伸展し車いす上端を押し、上肢は後退して固定

い、脳の再配置が強化されていくであろう。しかし、現実は体幹や下半身が質量として影響し、頸損者は麻痺した部位を含めて行為を行わねばならないのである（図1b）。知覚されている身体図式と現実にある身体図式とのギャップが基礎的定位の障害を引き起こし、行為の障害を呈してくるものと考えている。特に座位では、より支持基底面（以下支持面）の感覚情報がなくなる、もしくは減弱し、支持面からの"身体を支えてくれる"という知覚情報は少なく、残存部位が麻痺した体幹や下半身の上に乗っているため、転倒の危険性がより強くなり、それを背景とした恐怖心が強まる（図2a）。健常者においても平均台を渡るときのように、上肢が姿勢制御に使用されることは多少あるが、頸損者の状況下ではもっと多くの機能をバランス反応としての姿勢制御に向けなければならなくなる。

車いすに乗ったときも、支持面は背もたれも含めて残存領域に達していない場合がある（図2b）。このときは支持面の情報（圧力）をより強く求めて、背もたれ上端に対して押しつけるように肩甲帯、体幹上部筋群等の伸展筋活動が持続的に強く働く。この行為は基本的な姿勢制御（固定的方略）であるため、何があっても緩めることはできない（と思い込んでいる）。その結果、残存筋と麻痺筋との不均等だけではなく、努力的で持続的な筋収縮を発揮し、関節の拘縮や制限をもたらすこととなりやすい。

上肢機能の陥りやすい反応

問題は、急性期が過ぎて、座位がとれ、活動性が上がり、ADLを実施しなければならない回復期に起こりやすくなる。上肢が姿勢制御に大きく関与しながら、目的動作を達成しなければならないからである。

たとえばリーチ動作時、上肢を挙上するときに翼状肩甲になり、肩甲帯が後退しているため、正常な肩甲上腕リズムが損なわれ、無

理な動作を強いられることとなる．本来，リーチ動作は，対象物に向かっていく反応である．しかし，肩甲帯が後退しているということは，対象物と逆方向に向かっているということなので，拮抗筋を強くしながら逆行して向かっていく動作（主動作筋）をすることとなる．相対的にリーチに働く力は弱くなり，努力的な動作になっていく．結果的に僧帽筋上部線維や頸部周囲筋は過剰に働き，頸部，肩周囲筋群の力が抜けない過緊張状況に陥る．それが時間経過の中で加重され，痛みや強い痙性[注]に変化し，自発的な動きが減少し関節可動域制限が起こりはじめ，関節拘縮へと発展していく．

中枢側の過緊張や動きの非効率性は，当然のように末梢への動きに影響を及ぼす．肘関節や手関節は最終域にて固定的に使用するようなパターンになりやすく，廃用性のみならず活動性が上がることでも関節拘縮の危険性が大きい．

また，食事[4,5]やパソコンの入力等，活動性が上がり出したとき，関節の運動麻痺の影響により，指や手の代償として肩や肘で大きく動く傾向がある．また上肢を大きく動かすことで，重心が大きく変動しバランスを崩してしまう．結果的に上肢はバランスをとりながら目的行為を実施しなければならないため，頸部周囲や肩周囲の筋緊張は強くなってしまう．加えて，手指機能においては，C7～C8レベルの障害になると手指の外来筋が残存し，手内筋が麻痺しているため，中手指節間関節（以下MP関節）が安定せずに変形を起こしやすくなる．

このように，姿勢制御能力の障害と手指機能等の操作系の障害が相互に影響し合って悪循環となったときに，全体的に上肢機能の障害が大きくなってしまうのである．

◆ 治療介入のポイント

運動麻痺，感覚麻痺，自律神経障害，しびれ等，一次的な器質的障害をOTが回復させることは残念ながら難しい．しかし，前述したように，活動性が上がりADL訓練を開始しようとする時期には，異常な代償パターンや過剰努力性の過緊張が発生しやすいので，そこにOTが介入し，頸損者が安心して，かつダイナミックに動けるよう支援する意義は大きいと思われる．

活動に介入する場合，上肢という局所だけをみるのではなく，全身的に捉える必要性がある[6]．特に課題に取り組むとき，達成すればよいという傾向に陥りがちなので，OTが介入することで質を変化させていくことが必要であるが，それを治療と呼んでいいのではないだろうか．熟練者と初心者のハンドリングの違いを比較した研究[7]では，上肢の関節可動域訓練を実施しているとき，主観的評価と重心変動量において有意に差があることを検証した（**図3**）．熟練者は，目的活動を支援すると同時に無自覚な姿勢制御への支援，つまり安心して動けるという情報を患者と非言語コミュニケーションしながら，介入を行っていると考えている．

手指へのアプローチでは，安定した机上等で実施する．単にMP関節を動かすのではな

注）僧帽筋上部線維の過緊張に対して，臨床で「痙性が強い」等の表現をすることがある．しかし，本来痙性は中枢神経系の障害をもった麻痺域に出現するもので，C4レベル以下の障害であったら，ここで指摘した筋群は麻痺筋ではないため，痙性と呼ぶのは間違いで「過剰努力性の過緊張」である．

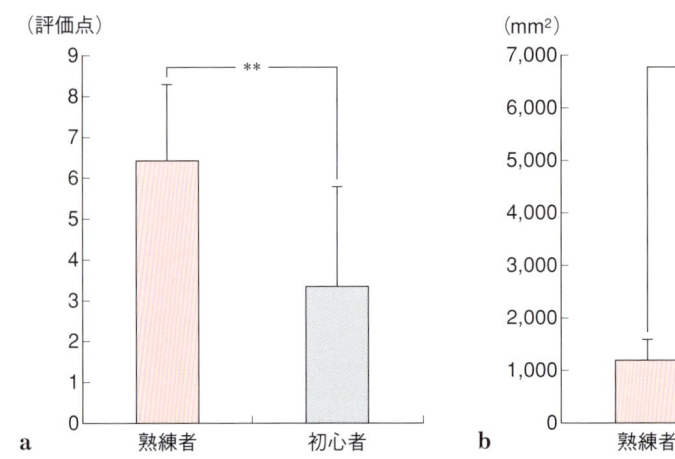

図3 上肢関節可動域訓練時の熟練者と初心者のハンドリングの違い（**：p＜0.01）
a：VAS比較．VAS（visual analogue scale）は主観的評価で，高い点数ほど快適である
b：SD面積比較．SD面積は重心変動量を面積で表したもので，小さいほうが安定している

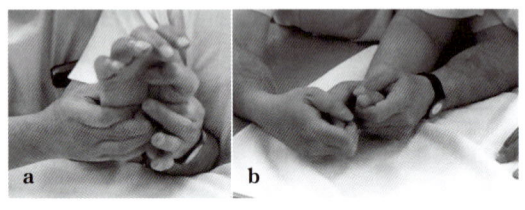

図4 手指へのアプローチ
a：手根骨のずれを修正して機能的肢位を保つ，b：アライメントが整ったうえで，手指機能へのアプローチ

く，手の機能的肢位を目標に，手根骨のずれを整えて手関節のアライメントを適正化する（図4a）．手関節やMP関節を徒手的に安定させたうえで，筋力強化や関節可動域訓練を実施する必要がある（図4b）．

治療介入例 食事動作へのアプローチ

症例紹介

患者は受傷後8カ月のC5Aレベル（Zancolli分類）完全頸損者である．初期の段階ではC4レベルと診断されており，徐々に上腕二頭筋や三角筋がFレベル（MMT）に変化してきた．本人のニーズにより，食事の自立を目指して外来訓練を実施中である．

食事評価のため口へのリーチを実施した折，口への到達は不可であった．検証のため肩甲帯を中心に上半身を観察したところ，肩甲帯は翼状肩甲となり，口へ向かっていく経過で肩甲骨の内転，下方回旋が増強した．上肢全体の動きとしては，リーチしながら後方に戻されている状況であった（図5a，b）．

リーチ動作時の翼状肩甲の理解

● なぜ翼状肩甲になるのか？

既存の概念だと，肩甲骨を前方突出させる筋群である前鋸筋や小胸筋が，麻痺および筋力低下しているためと解説されるであろう．しかし，患者の肩甲帯の前方突出はMMTでGレベルであった．つまり，前鋸筋は機能しないわけではないのである．

頸損者の座位時の身体感覚は「ふわふわする豆腐の上に，胸から上が乗っているようだ」[8]と表現されるように，一見すると車いす等で安定しているようにみえるが，実際は支

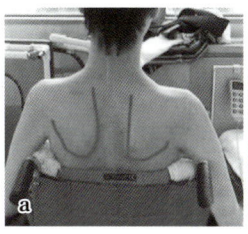

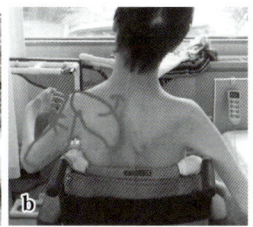

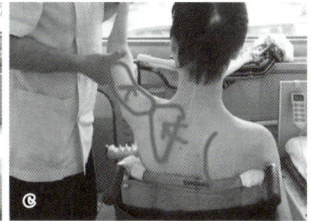

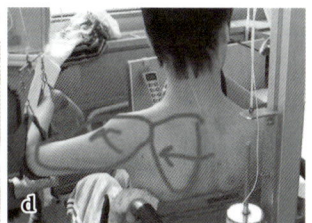

図5 患者の上肢挙上時の肩甲帯の動き
a, b：アプローチ前の口へのリーチで翼状肩甲がみられる，c：OTによる上肢の挙上誘導で肩甲骨は前方突出，d：サスペンション・アームスリング使用

持面である下肢や殿部では何も感じられず，背もたれの上部のみでしか身体を支えてくれる情報が得られない．つまり座位では非常に不安定で，前方へ倒れると感じる恐怖心が強くなる環境におかれている．

口へのリーチを要求すると，座位では身体の側方と前方に回転モーメントが働き（図6），前側方へ重心が変動し，狭い支持面から外れようとする，つまり倒れそうになる．そのため背もたれの上縁に背中を押しつける反応が強くなるとともに，上肢が動いていくときの回転モーメントに，天秤のように重さの釣り合い（カウンターウエイトの活性化）[9,10]をとるために，肩甲帯は積極的に後退するのである．その際，足りない重さを提供するために座位を保持しようとして反対側の上肢の外転もみられる．

● 翼状肩甲に対する仮説の証明

上肢の運動によって重心が変動しているために翼状肩甲になっているという仮説を証明するために，OTは上肢の重さをとりつつ重心が変動しないように肩関節挙上を誘導した．そのとき，肩甲帯は後退することなく，正常な肩甲上腕リズムにて動くことを確認した（図5c）．加えて，単純に上肢の重さを軽減するためにサスペンション・アームスリングを装着して，口へのリーチを実施したところ，誘導時より少ないながらも肩甲帯の前方突出をみることができた（図5d）．

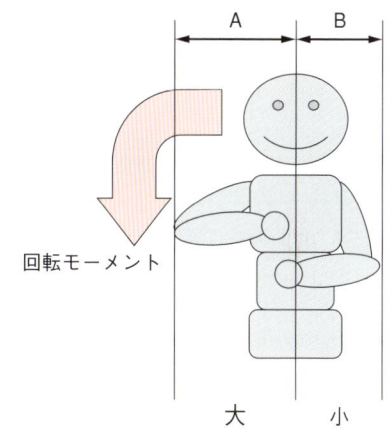

図6 上肢運動時の姿勢への影響

アプローチ

● 机上でのアプローチ（図7）

仮説が正しいとすれば，バランスを崩し前方転倒するという恐怖心を軽減し，上肢の重さを軽くする必要があると考えた．場面設定としては前方転倒の保障のために机上動作とし，机の高さを肩関節の軽い外転位で肘が置ける高さとした．ここで，口へのリーチは"肘を支点とした，てこの利用で前腕を持ち上げる動作"と定義し，足りない分は頭頸部の移動（肘で支えることでバランスを保障）で補うこととした．

肘で上肢の重さを支えるという肩甲骨の前方突出方向への課題を，10分程度実施した

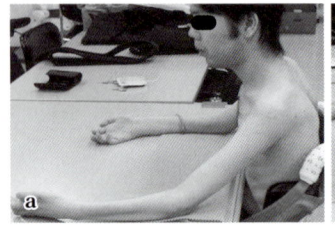

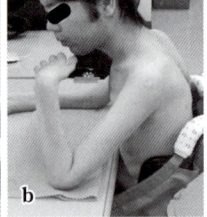

図7　机上でのアプローチ
a：肘を引き込まないように支える
b：肘を支点として前腕を持ち上げる

（図7a）．その結果，肩甲帯の後退という定型的パターンが変更でき，上肢の重さは約半分と軽くなり，口への到達が可能となった（図7b）．

● ポータブル・スプリング・バランサーを利用したアプローチ（図8）

口へのリーチ訓練にて，代償パターンを変更できたため，それを継続できるよう支援用の機器の処方を検討した．サスペンション・アームスリングでの検証より，より簡易で家庭でも使用できることを目標にポータブル・スプリング・バランサー（PSB）を使用した．肘と前腕のカフの取りつけ位置と軸位置のバランス調整を慎重に検証し，肩や肘等の中枢側より動きはじめることが多いので，末梢側（ここでは手指）から運動が始まるよう設定した．現在はパソコンの入力作業時にも使用している．

● 手指と手関節へのアプローチ（図9）

患者は手関節伸筋群が麻痺しており下垂手になっているため，MP関節は過伸展となり亜脱臼で手指は屈曲傾向にあった．下垂手であることが，口へのリーチ時に過剰に上肢を外転・挙上しなければならない原因になっていたので，手関節を安定させ，フォークを装着できる食事用自助具を作製した．手関節背屈位にて安定させるため，ローラースケート用手袋（100円ショップにて購入）を使用し

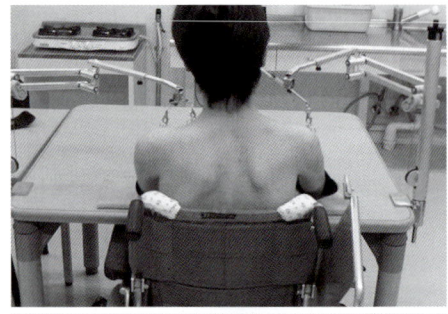

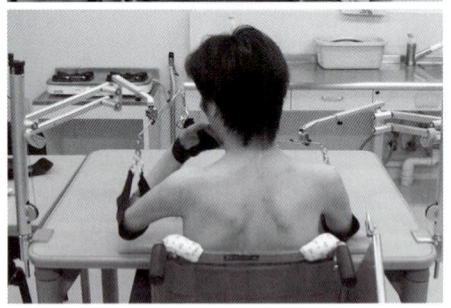

図8　PSB使用時の口へのリーチ

た．手背部・掌側部にプラスチックの板があり，挟み込むような形で固定し，ヒートガンにて角度調整を行う．また，掌側プラスチックにキャッチャーをつけ，ペンやスプーン，フォークがつけ替えられるようにした．

患者は，手袋の装着は介助ながらも，手関節が安定したことでMP関節のアライメントが整い，手指の緊張は軽減し，フォークにて食事が可能となった．

◆ おわりに

頸損者の上肢機能をみる場合に，どうしても部分をみてしまい，原因を感覚・運動麻痺に帰属してしまいがちである．OTは活動や行為を通して治療する立場にいる職種である．行為全体をみて，問題点や原因を抽出するような帰納的推論を意識して行うべきであ

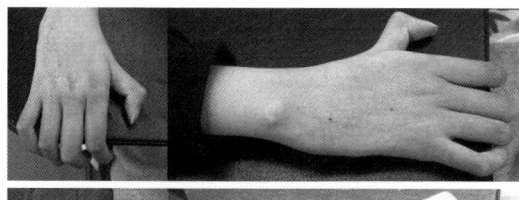

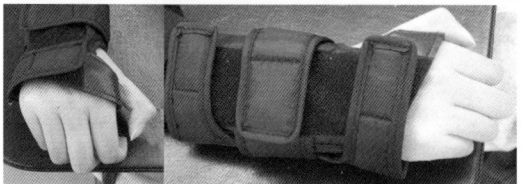

図9 頸損者への自助具の適応

ろう．

　姿勢制御は本来無自覚なため，どうしても忘れがちである．上肢は姿勢制御との関係性が強い（影響を受けやすい）ため，バランス反応としての上肢の役割をきちんと評価すべきである．加えて，ADLアプローチにおいては，筋力強化訓練と繰り返し学習一辺倒の訓練により定型的代償パターンを強化しないようにしたいものである．

　上肢機能を改善するための方略は，徒手的アプローチに加え，車いすのシーティングや姿勢保持具の利用，補装具や自助具等，OT特有の多面的アプローチを実施することで，実現できると考えている．

◎文献

1) Ramachandran VS（著），山下篤子（訳）：脳のなかの幽霊，ふたたび―見えてきた心のしくみ．角川書店，pp23-32，2005
2) 玉垣　努，他：頸髄損傷へのアプローチ―環境との関連性を考慮して．ボバースジャーナル　22：26-33，1999
3) 中村隆一，他：基礎運動学，第6版．医歯薬出版，p332，2003
4) 玉垣　努，他：頸髄損傷者の食事用自助具の比較検討．作業療法　14：224，1995
5) 玉垣　努：運動学の臨床応用―起居・移乗動作の運動学．OTジャーナル　28：121-124，1994
6) 玉垣　努：C6A頸髄損傷者のADL自立度．OTジャーナル　30：719-724，1996
7) 玉垣　努，他：セラピストの治療手技の分析．第19回リハ工学カンファレンス講演論文集．日本リハビリテーション工学協会，pp205-206，2004
8) 玉垣　努，他：高位頸髄損傷者の坐位バランス能力の研究．神奈川リハセンター紀要　16：129-131，1989
9) 冨田昌夫：クラインフォーゲルバッハの運動学．理学療法学　21：571-575，1994
10) Spirgi-Gantert IU, et al：FBL Klein-Vogelbach Functional Kinetics. Springer, 1998
11) 玉垣　努：行為と基礎的定位―気づきを促す触り方．生態心理学研究　1：99-103，2004
12) 柏木正好：環境適応―中枢神経系障害への治療的アプローチ．青海社，pp34-44，2004

6 関節リウマチにおける上肢機能へのアプローチ

佐藤信治, 喜田智香 (道後温泉病院, OT)

◆ はじめに

　関節リウマチ（以下RA）は，遺伝的素因と微生物感染やライフスタイル等の環境的要因が相まって起こる自己免疫疾患とされるが，いまだに原因の解明はされていない．その病態は，全身の関節滑膜における炎症が初発ではあるが，侵襲は軟部組織にとどまらず，徐々に軟骨，骨へと破壊が進行し機能障害が非可逆的となる．しかし，現在のRAを取り巻く環境は，内科的治療における生物学的製剤等の強力な薬物の導入と，人工関節に代表される外科的治療の普及により大きく変化してきている．
　以前は，10年程度の長い年月をかけ関節破壊が起こるとされていたが，近年では2年以内に関節破壊が急激に起こることが知られるようになり[1]，初期の症例に対しても早期から強力な薬物治療を導入し，骨・軟骨の破壊を最小限にとどめ寛解へ導くことが目標になりつつある[2]．しかし，その優れた治療効果から関節保護等が軽視されている場面を目にすることもある．そのため，作業療法においても初期の症例からリウマチ教育や関節保護等，予防的アプローチの重要性が高まっている．
　本稿では，上肢機能における問題点や徒手的な治療手段，関節保護を含めたADLの指導等を通して私見を述べるとともに，RAに対してOTがアプローチを行ううえで必要な知識や考え方等のポイントを概説する．

◆ 上肢機能の問題点

　日常の生活動作を行う効果器としての手がRAの好発部位であるのはもちろんのこと，リーチに関わる肩関節や肘関節における罹患も多い．このため多関節が罹患されるRAでは，関節炎症によって低下している機能をほかの関節で代償することで，周辺の関節の症状を悪化させたり，頸椎の障害を誘発することもある．また，基本的な起居や移動動作を担う下肢，体幹の機能障害を上肢や頸椎で補うことで，変形や障害が重度化するといった悪循環が起こっている場合が見受けられる．作業療法では，炎症を起こしている関節に対

してタイムリーで適切な対応を求められるだけでなく，悪循環をもたらすような代償動作を見逃さず，対処していく必要がある[3]．

初期：炎症症状と精神的な不安（疾患の進行）

発症の初期は急性の炎症による疼痛や腫脹，こわばり等による上肢の使いにくさだけでなく，すでにこの時期から上述した悪循環が起こっている．また，当院のような RA の専門病院では，変形が進行した患者の手指や足趾を目の当たりにすることで，強い不安を抱くことが多い．特に，疼痛や将来への不安に対して理解してもらえないと感じると，治療に対して懐疑的になってしまう可能性も否定できない[4]．薬物の効果が発揮され疼痛が軽減，もしくは消失した際に ADL での活動が活発となり，関節に対する負担が増加する場合もみられる．

慢性活動期：代償動作による誤用

炎症状態が慢性化している時期では，疼痛のある関節に対して負担がかからないように，自然に反体側の上・下肢に過負荷をかける場合がある．そのため反対側の関節にも炎症が生じて疼痛が出現し，両側とも障害が発生することがある．

たとえば利き手側の手関節や手指関節に疼痛が出現した際に，疼痛による入力困難や巧緻動作能力低下のため非利き手側の上肢を使用する場面もある．そのようなときには普段使用していない動作のため肩関節や手関節等に過負荷となり，炎症症状が出現する．また，下肢機能の代償動作として上肢を起居動作の補助として使用する場面も多くみられる（詳細は「上肢機能の影響」の項で説明する）．

寛解期：機能低下と関節破壊への不安→過用，依存

炎症状態が寛解期に入ると痛みが軽減（あるいは消失）し，力も発揮しやすくなり，機能改善への望みも強くなる．このため無理な動作を行うようになり，炎症の再燃や筋痛を誘発したり，代償動作を増強させることもある．

逆に疾患活動期のイメージが残り，関節破壊に対する不安が顕著な症例では，関節に対して過度に愛護的となり他者に対して依存傾向がみられる場合もある．これは炎症による関節破壊に対する不安が顕著な症例ほど多くみられるように思われる．

末期：生活の質に対する配慮とリスクの軽減

RA の末期における関節所見はムチランスと強直の 2 種類に大別されるが，すべての関節が二極化する症例（例：全身ムチランス）はまれで，混在型が多いように思われる．

多関節がこのような状態になると，外科的な手段を用いることが困難となる症例も多く，装具やスプリント，自助具ですら適応に難渋する症例もある．機能や能力の改善よりも生活の質を保障し，転倒による骨折や頸髄症等のリスクを軽減するような対応が求められる．

◆ 上肢機能の影響

肩関節は，日常の生活において最大可動域を求められる場面は少なく，自由度の高い関節であるため，増殖した滑膜や関節液の貯留が ADL 能力低下の直接的原因となることは少ない．しかし炎症が増悪した場合には，動

作による内圧の上昇と疼痛を増強させることによって回旋腱板や前鋸筋の収縮力が低下し，屈曲の際に肩甲骨による代償運動を誘発させやすく，大胸筋や広背筋・僧帽筋の上部線維等を過剰に収縮させていることが多い[5]．このため，肩の痛みを訴えていても，部位を特定すると頸部や肩甲骨周囲の筋痛の場合も少なくない．

このほかに，夜間痛による不眠を訴える症例では，低い枕のまま側臥位となっているため頭部の重みで肩を圧迫することや，仰臥位では肘関節の伸展制限により肘が支点となり，前腕の重みで肩甲骨が前方に突出することで上腕骨頭が肩関節の前方を圧迫していることもまれではない．

肘関節は，日常の生活で効果器としての手の位置を決定するために最も重要な役割を担い，屈伸ともに最大可動域が要求される．したがって，関節破壊のみられない初期の段階から，疼痛による主動作筋と拮抗筋の同時収縮のため可動域に制限が起こると，肩や手関節といった周辺の代償動作に結びつきやすく，関節液の貯留や増殖肥厚した滑膜の充満はこのような傾向をさらに増強させる．

たとえば，肘関節屈曲では肩関節内旋や肩甲骨の挙上，手関節の掌屈・橈屈の代償動作がみられ，肘関節伸展では肩甲骨の前方突出や肩関節伸展等の代償動作がみられる．また，肘，肩関節屈曲がともに制限，あるいはいずれか一方でも著明な制限がみられると，頸椎の屈曲を強要する．

手関節では，背部の腫脹が長期間にわたり持続すると，尺骨頭の背側脱臼や手根骨の掌側脱臼等によって伸筋腱断裂の可能性があるため注意を要する．また，前述した肩や肘の屈曲制限を手関節掌屈で補うと，この傾向はさらに増強されることとなる．また，手指の屈曲制限を強い握りで補おうとすると，手関節が掌屈され同様の傾向となる．逆に掌側の腫脹が激しい場合は，手根管症候群による正中神経麻痺を誘発したり，滑膜の増殖が著しい状態で可動域が制限されると強直へ至る場合もある．

手指に関しては，MCP関節やPIP関節の炎症だけでなく，手関節の炎症や屈筋腱の腱鞘炎等によって「手内筋と外来筋」および「手関節の屈筋と伸筋」のバランス障害を引き起こし，関節可動域の制限や変形を助長する因子となることが多い．指関節の屈曲制限を強い力で曲げることで補おうとするために，骨間筋等の手内筋が優位となりMCP関節屈曲およびPIP関節伸展位となりやすい．

また，手の変形を意識するあまり安静時も手指伸転位を保持し，こわばりを増悪させていることもある．このような症例でも，前述と同様に手内筋（特に骨間筋）の過剰努力により手指全体の屈曲を阻害することとなる．ほかにも，手指を屈曲させる際に，指屈筋に入力するだけではなく無意識のうちに手関節を掌屈させるため，手指の屈曲制限を強めている．

また，掌側脱臼によりMCP関節に屈曲拘縮や尺側偏位がみられると，手指屈筋群の短縮が起こり手掌面において白癬菌症が発生することがある（図1）．これは手掌や指間の皮膚同士が常時接触するため湿気を帯びることが原因であり，不衛生となるため手洗い後の水のふき取りには注意が必要である．そのため，手掌面での皮膚のストレッチングやMCP関節を他動関節可動域訓練することによって屈曲拘縮の悪化を防ぎ，水のふき取りが困難とならないように努める．

体幹および下肢機能が低下している症例では，椅子等からの立ち上がりの際に手関節背

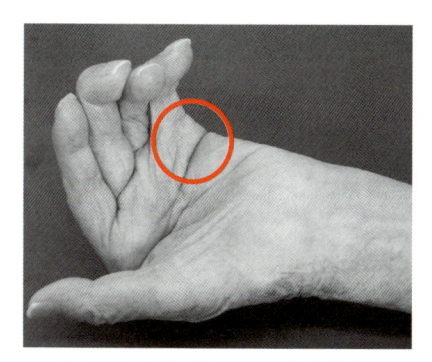

図1 皮膚接触による白癬菌症

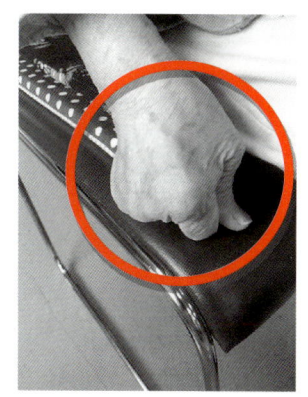

図2 好ましくない立ち上がり動作

屈制限により母指掌側，手指背側を座面に押しつけたり（**図2**），肘を突いて起居動作を補助することが多い．このような立ち上がり動作をすることによって荷重関節としての構造を有しない上肢の関節に対して負担がかかり，手指の変形だけでなく肩，肘関節の炎症増悪や手指伸筋腱断裂の原因となることもある．

◆ 治療介入のポイント

初期のRA患者においては疼痛に対する不安が強く，ADLにおいても自ら過度に安静をとることで関節可動域制限や筋力低下を引き起こすことがある．筋力の低下を感じると，主動作筋だけでなく周囲筋にも過剰な収縮を誘発し，関節可動域の制限や変形を助長させてしまうこともある．これらのことはRAの炎症症状が引き起こしているが，患者の不安感や誤解は症状をさらに悪化させる要因ともなるため，セラピストは関節保護指導やリウマチ教育を行っていくうえで考慮する必要がある[6]．

関節可動域訓練

理想的にはX線所見を確認したうえで，①炎症所見の有無，②疼痛の性質，③触診による筋の緊張や収縮の状態，④捻髪音の有無，⑤自動および他動関節可動域の差，⑥肢位による関節可動域の変化等を確認し，関節可動域制限の原因が炎症によるものか，関節構成体なのか，筋収縮の異常によるものかの判断を行う．

RAの症状を考慮し，炎症が重度で疼痛の強い場合はリラクゼーションや介助運動を中心に介助量の調節を行い，疼痛を誘発しない筋収縮の程度や運動の方向を探る．疼痛が沈静または慢性の炎症となった場合，関節可動域の拡大を目指し，終末域でのストレッチ等を行っていく．また，捻髪音には疼痛の有無によって状況が異なり，疼痛がみられる場合には滑液包の挟み込みが考えられ，長軸方向（関節面を引き離す方向）に牽引しながら関節可動域訓練を行う．また，腱板の挟み込みがみられる場合には骨頭を関節窩の中心に保持するようにサポートすることで疼痛軽減の得られる機会が多い．疼痛のみられない場合には，骨同士の接触によって骨硬化や関節面

が remodeling される場合もあり，痛みの出ない範囲で介助運動を行う．

このほかにも安静やテーピング，弾力包帯や装具による関節固定，時にはステロイドや軟骨保護剤の関節内注射を積極的に医師に相談する．また，保存的な治療が困難な場合には滑膜切除術や人工関節置換術等の外科的治療も検討する．

筋力強化

急性炎症期には積極的な筋力強化は控え，安静にして炎症が落ちつくのを待ちながら自動運動等で関節可動域の維持を図ることが望ましい．疼痛が沈静化しても自動運動から開始し，徐々に抵抗を加えていく．

また，徒手的な筋力強化だけでなく ADL 動作（洗顔や整髪，洗体動作等）を用いた上肢の空間保持による筋力強化は関節保護の観点からも有用である．

ADL 動作および自助具

対象者の身体機能の改善が不十分な場合や変形予防，関節への負担軽減を目的とした自助具の検討も必要となる．自助具には，全体の重量や長さ，握りの太さや先具の形状等，使いやすさはもちろんのこと，色や大きさ，全体の外観も，受け入れを良くするために重要となってくる．最近では市販品にも RA の自助具として十分に活用できる商品があり，選択肢の一つとして考慮しておきたい．姿勢に関しては，食事動作の場面等において肘関節の屈曲関節可動域が低下している場合に頸部を前方に突出することで口元へのリーチを代償する場面が見受けられる．このような動作は頸部への負担が大きく環軸関節の前方脱臼を助長しかねないので，長柄や角度調節ができるスプーンを使用する等，リーチ機能を補助する自助具を検討してみるとよい．

また，立ち上がり動作が困難な場合には，補高マット等を使用することで手や手指関節に荷重をかけずに立ち上がるよう指導する．膝関節痛のみられる症例等では，立ち上がり動作の前段階で膝関節を屈伸させることによって疼痛が軽減され，立ち上がり時や歩行初期の疼痛が軽減する場合もある．

スプリント

炎症が落ちつき疼痛の軽減がみられると手指にも力が入りやすくなるが，同時に関節の腫脹も軽減することで関節包や靱帯が緩み，（亜）脱臼や側方偏位等，変形の要因となる．このような時期がスプリント適応の時期と思われるが，症例によっては，明らかな変形がみられないとスプリント作製の同意を得られない場合がある．また，スプリントを作製しても，装着することによって手指の巧緻性が低下すると，装着されない場合もあるため，作製前にスプリントの目的と使用方法を十分に説明し納得を得たうえで作製することが望ましい．

スプリントの素材に関しては，わずかな動揺性や自己矯正の可能な軽度の亜脱臼等，初期の段階では，オペロンやネオプレーン等の柔らかい素材を使用し，母指の Z 変形や IP 関節の側方動揺等，強力な固定が必要な場合にはオルフィットのような硬い素材を併用する等，変形の状態に合わせて変更する．また，皮膚とスプリントの当たりをやわらげるために，強力な固定の必要な方向に硬い素材を用い，反対側の骨突出部には柔らかい素材を組み合わせて作製するとよい（**図 3**）．ほかにもスプリントの素材との接触によって，スプリント装着時に MCP 関節背側における屈曲時の疼痛がみられる場合には，まずオルフィッ

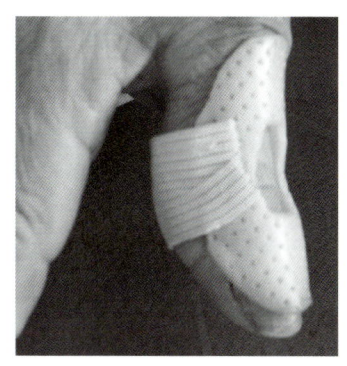

図3 オルフィットとオペロンを組み合わせた母指スプリント

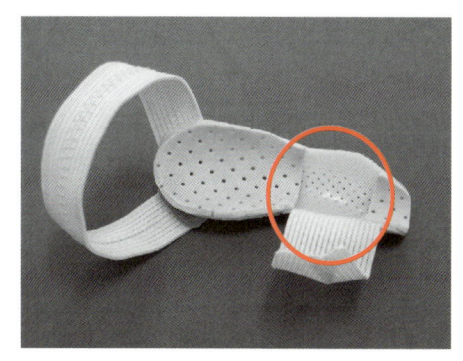

図4 P・E-ライトを切り抜く

トで作製したスプリントの内側にP・E-ライトを貼りつけ，疼痛部位のみP・E-ライトを切り抜いてみるとよい（**図4**）．手関節の保護には採型した装具だけでなく市販のベルトで対応する場面も増加している．

◆ 症例

症例A：知識不足に対する介入

2003年（平成15年），RA発症の64歳，女性．Steinbrocker Stage Ⅲ，Class Ⅱ．両手，手指関節に腫脹・疼痛出現し，2009年（平成21年）3月より入院治療中．両手，手指関節の炎症症状に加え，手指変形に対する不安やRAに対する知識不足がある．両手，手指関節の疼痛および腫脹のために関節可動域制限，筋力低下等がみられた．

●**介入方法**

介入当初，手内筋（特に骨間筋）の過剰収縮により手指全体の関節可動域制限がみられたため，力を過剰に入れすぎないよう指導し，手指の背側を反体側の手で擦りながらMCP関節からDIP関節の屈曲と手関節の背屈を促すように自動介助運動を行った．

また，手指を組んで手掌を擦り合わせる等，刺激の入りやすい手掌側からアプローチを行うことで手内筋がリラックスし，手指屈曲の改善が得られ，把握が容易となった（**図5**）．しかし，無意識のうちに力を入れすぎる場面があり，手内筋が優位となりやすいので，そのつど注意を促した．

●**経過**

疼痛軽減やRAに対する理解が深まったことで，手指変形に対する不安等が解消され，ADLでは以前は安静場面が多くみられていたが活動的となった．また，手指関節可動域および握力も改善がみられた．

症例B：関節可動域改善のための介入

1998年（平成10年），RA発症の72歳，女性．Steinbrocker Stage Ⅲ，Class Ⅱ，利き手は右手．左人工肘関節置換術〔1999年（平成11年）施行〕後に緩みが生じ，疼痛増悪にて再置換術施行目的で入院．入院前は右肘関節屈曲90°，伸展－45°の著明な関節可動域制限のため左上肢を中心に生活していたが，疼痛増悪に伴い右上肢を左上肢の支えとして使用

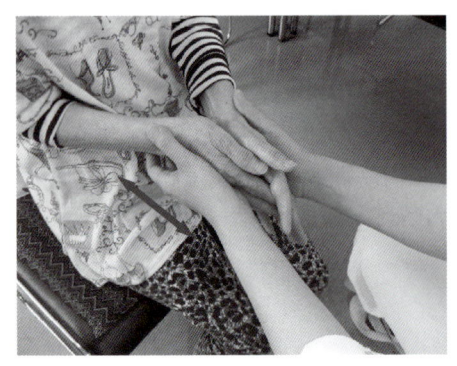

図5　手指訓練介入場面

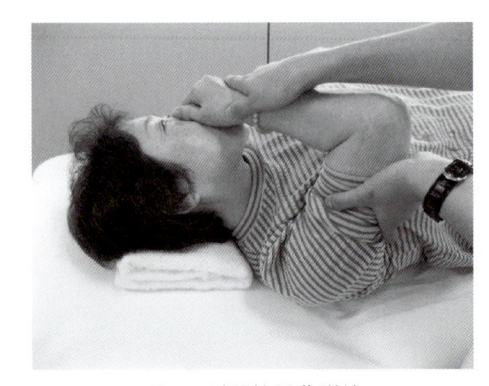

図6　肘関節屈曲訓練

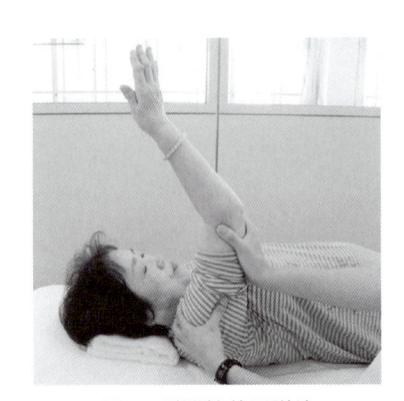

図7　肘関節伸展訓練

する頻度も増加していた．また，目，鼻，口などの顔面は触れず，右手掌は額になんとか届く程度であった．

●介入方法

　左肘関節の術後のADLにおいて，右上肢の機能改善と左肘関節への負担軽減を目的として右肘関節の関節可動域改善を図った．肘関節屈曲に関しては側方へのストレスを避け，他動的に前腕の位置を変えながら疼痛の少ない方向を確認し，手掌を額に当てることで上肢全体を安定させた後に，セラピストがサポートしながら徐々に頬，顎へと移動させた（図6）．

　伸展に関しては肩関節伸展や前方突出等の代償動作が出ないように腹部に手掌面を当て，徐々に鼠径部から大腿部へとリーチ範囲

を拡大させた．上腕三頭筋の筋力強化に関しては，肩関節屈曲90°の位置から肘関節を伸展させ，数秒間伸展位を保持することでextension lagの改善を図った（図7）．

●経過

　右肘関節伸展は－40°と著明な改善はみられなかったが，屈曲においては90°から115°と改善がみられ顔面へのリーチでは顎に届くようになった．そのため食事動作においても介入前の肩関節外転，肩甲骨の挙上や頸部の前方突出等の代償動作は改善された．

症例C：疼痛軽減のための介入

　1985年（昭和60年），RA発症の81歳，女性．Steinbrocker Stage Ⅳ，Class Ⅲ．RA発症後は当院入退院を繰り返し，外来通院中．現在も多関節痛がみられ，特に右肩関節における運動痛や関節可動域制限，筋力低下によりADLにおいて更衣動作や整容動作等が困難な状態がみられた．

●介入方法

　仰臥位において肩関節前方に疼痛出現するため，ベッドと上腕部が平行となるよう肩および上腕の下にタオルを敷くことで上腕骨頭の肩関節における前方への圧迫の軽減を図った（図8）．抗重力位での肩関節自動屈曲は肩

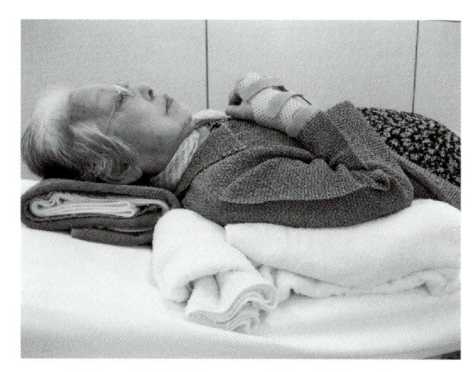

図8　上腕部をベッドと水平にする

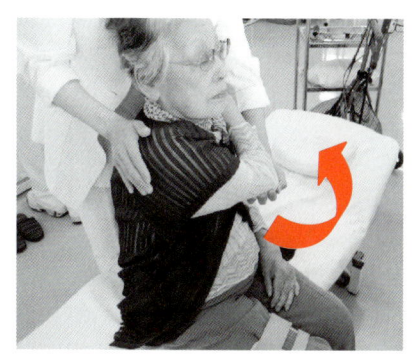

図9　肩関節水平内転によるストレッチ

甲骨による代償運動を誘発するためむしろ他動的に疼痛のない位置まで屈曲させ下垂を繰り返しながら疼痛を抑制し，関節可動域の維持を図った．肩後方のストレッチとして座位での肩関節水平内転を他動的に行った（**図9**）．

● 経過

介入前後で関節可動域の改善はみられなかったが，肩関節の可動範囲内における疼痛は軽減され，薄手の上着であれば着脱が可能となった．

◆ おわりに

RAは全身の関節に炎症を引き起こし，上肢においても各関節に複合的な障害がもたらされることで代償動作が容易に発生する．中でも疼痛により十分な筋力が発揮できないことや，関節可動域制限を補おうとして過剰努力をすることで，変形を助長させてしまうことや代償動作を引き起こす可能性もある．セラピストは障害のある関節だけに目を向けるのではなく，全身の関節の状態を把握する必要があり，対象者自身が関節に負担のかかるADL動作を理解するように努めるべきである．

特に発症初期におけるRAの症例に対しては，介入を開始した段階で関節保護指導を含めリウマチ教育を十分に行う．そして，疾患に対する理解を促すことで炎症や変形を助長させる動作を制限あるいは変更する等，自己管理能力の向上に努める必要がある．

RAの作業療法では徒手的な訓練以外にもADL訓練や自助具およびスプリントを作製する場面も多い．自助具やスプリントを提供する際には対象者の状態に合わせて素材や形，重量等を考慮していくべきである．また，RAは進行性疾患であり，スプリントの適応時期を逃すと，矯正しても長期間かけて習慣化された手の使い方を変更され，巧緻性の低下を訴える場合も多いため，適切な処方時期の見きわめが必要である．そして，自助具，スプリントを提供した後も，変形や関節破壊等の病状進行により自助具等が使えなくなることもあるため，そのつど微調整や再作製をする等，継続的にサポートすることが重要である．

◎文献

1) 天野宏一,他:関節リウマチの診断と治療法の変遷. OTジャーナル 40:490-496, 2006
2) 三森経世:薬物療法の変遷. 総合リハ 38:221-225, 2010
3) 島原範芳:慢性関節リウマチの代償動作. 理学療法 19:599-603, 2002
4) 近藤智香:関節リウマチに対するOTアプローチのポイント. 日本RAのリハビリ研究会誌 20:27-29, 2006
5) 島原範芳:上肢運動器疾患による姿勢異常に対する理学療法—関節リウマチを中心に. 理学療法 24:241-246, 2007
6) 水落和也,他:早期リハビリテーションの関わり. 総合リハ 32:723-727, 2004

7 末梢神経損傷における上肢機能へのアプローチ

錠内広之(日本鋼管病院, OT)

◆ はじめに

　末梢神経損傷は，その重症度にもよるが，頸部の損傷をはじめ，あらゆる上肢の損傷に合併する可能性がある．また，糖尿病等の内部疾患によっても自律神経症状として合併する等，作業療法場面で経験する可能性が非常に高い損傷である．そこで今回は，代表的な末梢神経損傷に関して，最も一般的と考えられる疾患に対し，作業療法で行う治療介入について報告する．

◆ 上肢機能の問題の考え方

　末梢神経損傷における上肢機能の問題を捉える際には，原因が内部障害によるものなのか外部障害によるものなのかについて，以下のポイントを考える必要があるだろう．
①自律神経は末梢神経線維の中を走行しており，たとえば糖尿病のような内部障害によっても自律神経障害として異常感覚や疼痛を合併することを理解しておく必要がある．
②原因が外部障害であれば，神経損傷の重症度について考える．分類方法はいくつかあるが，たとえばSeddon[1] (1943) の3分類〔①一過性局所性伝導障害 (neurapraxia), ②軸索断裂 (axonotmesis), ③神経断裂 (neurotmesis)〕等がある．どのように損傷したかにより経過が異なるので，外部障害における分類を理解しておく必要がある．
③原因が内部障害であれば，疾患特性を理解しておく必要がある．
④正中・尺骨・橈骨神経についての解剖学的知識と運動・知覚麻痺の特性，そして特に腕神経叢損傷では解剖学的理解は欠かせない．

　以上要点のみ挙げたが，条件によって上肢機能に及ぼす影響は異なるので，問題点を捉える場合の最低限の内容であると理解してほしい．

◆ 作業療法介入例

代表的な末梢神経損傷について，当院（日本鋼管病院）で行っている治療介入を紹介する．

正中神経損傷

●症例プロフィール

手根管症候群，30代，女性．主婦，育児による両手過使用．Seddon 分類では手関節屈筋腱腱鞘炎による手根管での neurapraxia. 保存療法中に，両手手指の異常感覚出現後1週間で受診，作業療法が処方された．

●作業療法の評価ポイント

手根管症候群は，当院の場合，特に生後1年未満の乳幼児の育児が原因になっている場合が多い．そして，多くが de Quervain 腱鞘炎も合併している．よって作業療法室での訓練介入よりも，在宅でのホームエクササイズの指導が重要となるため，手の使用場面を含めた症例プロフィールの精査がポイントとなる．また，neurapraxia の状態を MRI 画像等によって推測・確認することも重要なポイントである．そのうえで異常感覚や疼痛がどの肢位で出現するのかを確認する．

●作業療法の訓練ポイント

手根管症候群の治療においては，異常感覚や疼痛を出現させないで経過させることが大切である．また，炎症過程において3～4週間は，手根管部での正中神経の圧迫を増加させる一因である炎症の増悪に，特に注意が必要である．以下，ポイントを述べる．

1．疼痛緩和処置

訓練前の温熱療法と在宅での動作前温熱療法指導を行う．訓練室では，ホットパックや

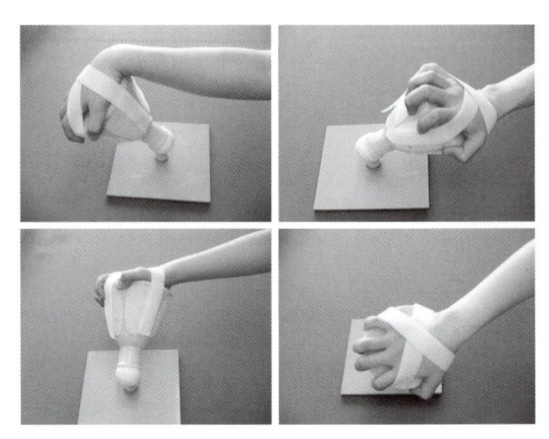

図1 リストラウンダー

パラフィン等の温熱療法を施す．一方，在宅では手を使う具体的な場面を問診したうえで，より具体的な時間帯でのホームエクササイズを指導することが大切である．たとえば，"朝9時，昼13時，夜入浴時の1日3回は40度前後のお湯で5分間手を温めましょう"等である．もちろん，炎症や浮腫が強く交代浴が効果的であれば，具体的な在宅での方法も指導すべきである．

2．関節可動域訓練

特に急性期では疼痛を出現させないことが重要である．よって自動運動から開始して，炎症や浮腫が軽減してから抵抗運動や他動運動を施す．自動運動としてはリストラウンダーが有効である．症例の痛みのない範囲での自動運動が，手関節のあらゆる角度で可能である（図1）．

この時期の自動運動としては，手関節以外に母指と示指の対立運動も重要である．Phalen test で perfect O が不整になることはよく知られているが，それは長母指屈筋麻痺での母指指節間関節（IP 関節）の屈曲困難と深指屈筋麻痺での示指遠位指節間関節（DIP 関節）の屈曲困難が存在する場合があるからである．当院では，母指対立型の革スプリント（図

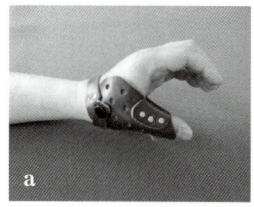

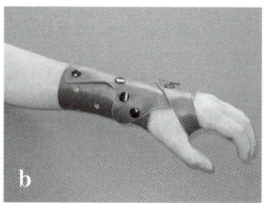

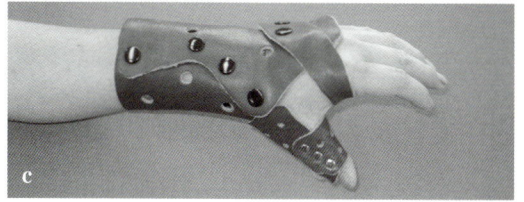

図2　革スプリント
a：母指用，b：手関節用，c：手関節＋母指用

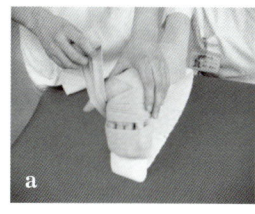

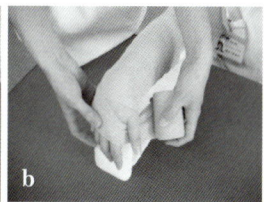

図3　弾性包帯矯正法（手関節）
a：伸展矯正，b：屈曲矯正

2a）を装着したうえで，段階的にさまざまな素材，形状の物品で対立運動を行っている．

　正中神経麻痺では，疼痛を主症状とする場合は手関節用の革スプリントが処方されることが多い（**図2b**）．自動運動を3～4週間行った後に，抵抗運動や他動的な関節可動域訓練を行う．

　持続的・他動的関節可動域訓練としては弾性包帯矯正法を行っている．手関節の屈曲・伸展に対して，それぞれ弾性包帯により痛みや異常感覚の出現しない時間と角度を持続させる（**図3**）．他動的関節可動域訓練も痛みを出現させないことが重要であるが，その点，弾性包帯矯正法は角度設定が容易であることに加え，持続的な固定方法であるため，安静保持期間中の筋短縮に対しても効果的であると考えている．

3．スプリント療法

　基本的に革スプリントを処方している．当院では症例のように，痛みがあっても日常生活で安静にできない環境のケースを経験することが多い．このような場合，軟性素材の牛革を利用してスプリントに応用している．

　手根管症候群は手関節屈曲30°～伸展30°程度の範囲であれば異常感覚が出現しない場合が多い．革スプリントはある程度の固定性と柔軟性を有しており，日常生活上では上記範囲での関節可動域は装着していても獲得できる．また，装着後は革の柔軟性により症例の手の形状に馴染んでくるため，不必要な圧迫も軽減できる．さらに，育児場面での安全性も確保できると考えている．手根管症候群での装着期間は，再発防止も含めて4～8週間程度となる．de Quervain腱鞘炎を合併している場合には母指の手根中手関節（CM関節）と中手指節間関節（MP関節）を同時に固定するタイプもある（**図2c**）．

　これらの訓練ポイントを基本に，当院での訓練スケジュールを示したのが**図4**である．保存療法での手根管症候群は，同様な活動での再発防止が重要であり，ホームエクササイズへの介入がポイントと考えている．

橈骨神経損傷

●症例プロフィール

　右上腕骨外側上顆骨折，30代，男性．事務職，スノーボードでの転倒．Seddon分類では前腕近位部でのaxonotmesis，観血的処置（Kirschner wire），手術翌日より作業療法が処方された．

●作業療法の評価ポイント

　橈骨神経麻痺による下垂手や手指伸筋の運動障害においては，トリックモーション（代償運動）に注意しながら，受傷起点となった

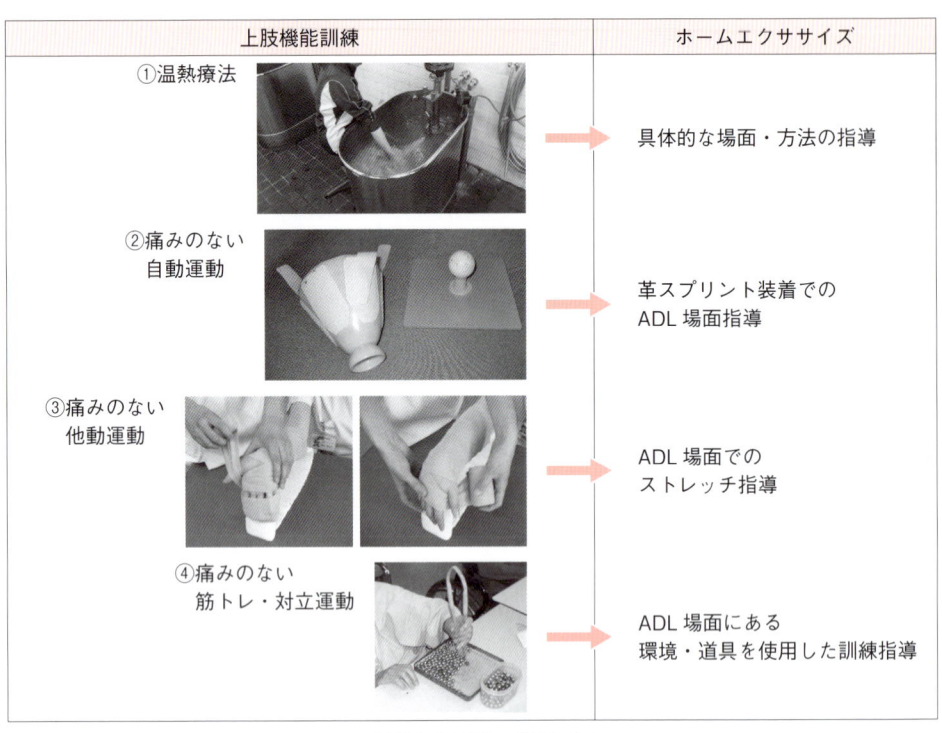

図4　手根管症候群の訓練ポイント

部位や知覚障害より高位麻痺なのか低位麻痺なのかを慎重に鑑別することが重要である．特に axonotmesis の場合は，訓練過程において Waller 変性後の再生軸索の伸長に同調させた運動訓練が必要になるため，橈骨神経損傷部位の運動神経支配に対する正確な動作訓練が要求されるからである．

● **作業療法の訓練ポイント**

Waller 変性後の軸索再生は受傷後 1～5 日で始まるとされており，早期からの作業療法の介入が必要である．ここでは，手関節の良肢位保持と運動神経の再教育を重点に訓練ポイントを述べる．

1．良肢位保持

症例は高位麻痺であり，手・手指の伸展障害を呈している．この場合，術後 8 週間は熱可塑性プラスチック素材を用いたカックアップスプリントとし，その後，革スプリントを装着した．これは術後 9 週目に手関節の自動伸展が 0° になったためで，この時点から軟性素材により手関節の固定性を軽減し，自動運動が出現しやすい環境での良肢位保持に変更した．それぞれのスプリント素材の特徴を生かし，スプリント療法に取り入れた．低位麻痺の場合では手関節の伸展は可能であるため，自動運動に重点をおいたスプリント療法を施す必要があると考える．

2．運動神経再教育

低周波通電しながら視覚からのフィードバックにより手関節の伸展を促通する．これは当院のように本格的なバイオフィードバック機器を設置していない施設でも容易に行える．同時に，運動神経支配に対する正確な動作訓練を行う必要がある．

高位麻痺では，前腕回外動作が障害される．これに対して当院では，前腕回内回外運動器

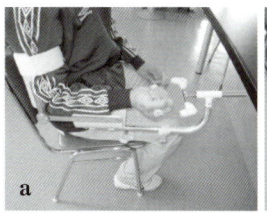

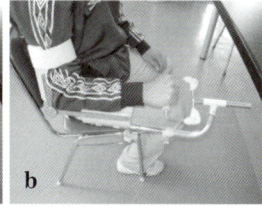

図5 前腕回内回外運動器
a：回外運動, b：回内運動

を考案したことで正確な前腕運動を行うことが可能になった．前腕運動は，肘や肩の代償運動により誘発される場合があり，これを制限する目的で訓練器具を考案した（図5）．

　手関節の伸展に対しては，リストラウンダーを用いた．症例の場合，急性期においては橈骨神経麻痺に対する治療と同時に肘関節に対しても自動運動を行う必要があった．これは，観血的治療後の二次的な関節拘縮の予防と浮腫等による神経圧迫の予防を目的とする．そのためリストラウンダーを用いて，場合によっては上肢スリングを併用して肘の自動（介助）運動を行いながら手関節の自動伸展運動を行うことができる（図6）．

尺骨神経損傷

●症例プロフィール
　右尺骨鈎状突起骨折，20代，男性．事務職，スノーボードでの転倒．Seddon分類では肘部管でのaxonotmesis，骨折に対して観血的処置（pinning），手術翌日より作業療法が処方された．

●作業療法の評価ポイント
　症例のように，尺骨鈎状突起から内側にかけての損傷では，正中神経損傷や橈骨神経損傷の合併も疑う必要がある．肘周辺の観血的処置を必要とするような外傷においては，この3種類の末梢神経損傷の合併を常に疑う必要があるだろう．神経損傷の病態については

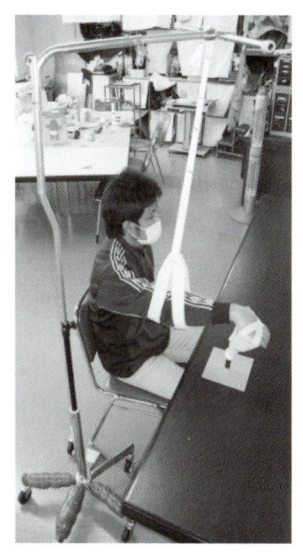

図6 リストラウンダー＋スリング

主治医（執刀医）より情報収集が必要であり，知覚麻痺，運動麻痺については慎重なマッピングと動作評価が必要である．

●作業療法の訓練ポイント
　尺骨神経損傷では，環指・小指から前腕尺側にかけての異常感覚と疼痛，そして小指外転筋，骨間筋，母指内転筋等の尺骨神経支配筋の運動麻痺による筋萎縮が大きな問題となる．急性期の疼痛緩和処置と肘関節の動作訓練，そして神経再教育については前節で述べているので，ここでは当院で行っている尺骨神経支配領域の動作訓練とスプリント療法について述べる．

1．関節可動域訓練
　尺骨神経損傷では，鉤爪指（clawfinger）のように，環指・小指のMP関節の過伸展とIP関節の屈曲優位の肢位が認められる．また正中神経損傷が合併している場合では鉤爪手（clawhand）のように示指～小指のMP関節の過伸展とIP関節の屈曲優位の肢位となる．いずれにしても，二次的な関節拘縮を予防する必要がある．これに対しては，弾性包帯矯

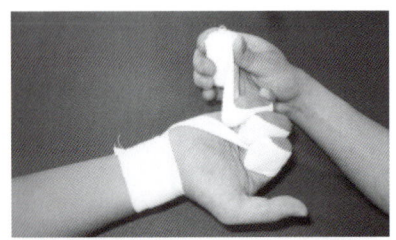

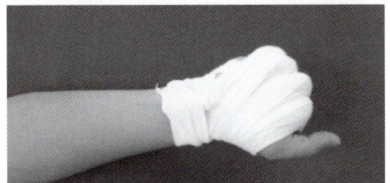

図7 弾性包帯矯正法（手指）

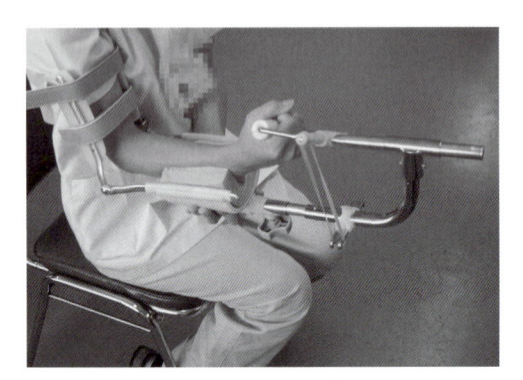

図9 前腕回内回外運動器（ゴムによる抵抗運動）

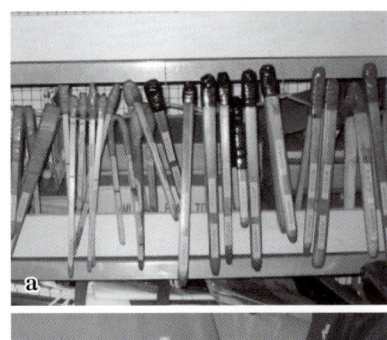

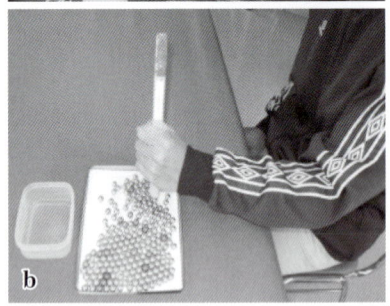

図8 竹ピンセット
a：強度はさまざま，b：握力増強訓練

正法を行っている．これにはさまざまな方法があり，ここでは手指近位指節間関節（PIP関節），DIP関節，MP関節を屈曲する方法（図7）と手関節・手指を伸展する方法を行う．

手関節においては，尺側手根屈筋・伸筋の麻痺の影響により，手関節運動が橈屈優位の動作になってしまう．これに対してはリストラウンダーを行う．これは前述のように手関節のあらゆる方向の運動が可能である．この場合は，前腕を回内しながら手関節の屈曲・伸展を行うと効果的である．

手指の内・外転に対しては，同一平面上で運動できるような工夫が必要である．当院では，パンケーキ型スプリント等を利用し，テーブルの上において同一平面上で動作訓練を行っている．

2．スプリント療法

尺骨神経損傷に対しては，MP関節を屈曲させるナックルベンダー型のスプリントが有効である．しかし，早期職場復帰が必要な症例では，職場では手背側より環指・小指MP関節の過伸展を制限するだけのスプリントを使用することが多い．

その他，末梢神経損傷に有効と考えられる治療介入例

●握力増強（竹ピンセット）

竹で作成したトング様の道具を用いる．これは，強度が段階的に設定してあり，スプリントやスリングと併用して，急性期の場面より導入できる（図8）．

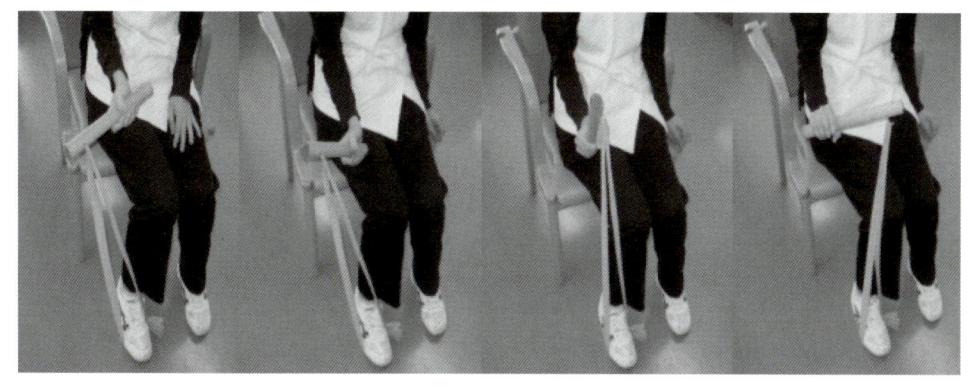

図10　セラバンドによる抵抗運動

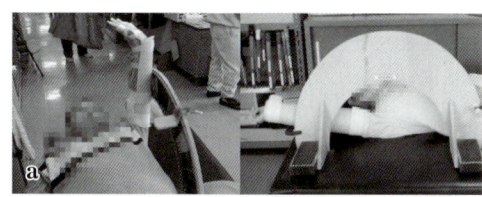

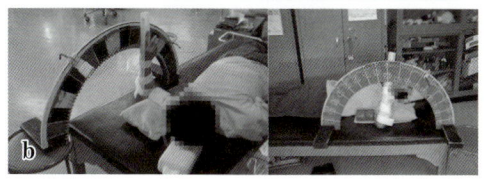

図11　肩関節運動器
a：屈曲/伸展，b：外旋/内旋

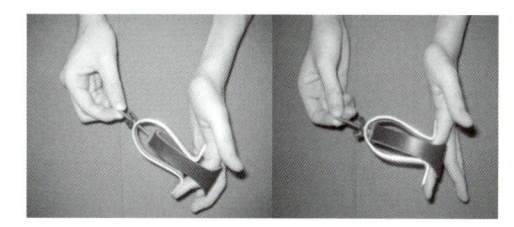

図12　ジョイントジャック

●前腕の抵抗運動

　握力の強化には手内筋や手指屈筋群の強化だけではなく，前腕回内筋や上腕二頭筋等，肘の屈筋も同時に強化する必要がある．特に前腕回内筋の強化においてはゴムのついた前腕回内回外運動器（図9）を用いた抵抗運動を行っている．また，セラバンドを利用した抵抗運動も有効である（図10）．

●肩関節の自動運動（肩関節運動器）

　特に本稿では述べていないが，腕神経叢損傷では肩に対する介入も重要になる．この場合，肩関節運動器を使用することで，自動運動として肩関節の屈曲・伸展運動（図11a）や外旋・内旋運動（図11b）を過度の負担なく行うことができる．肩関節の自動的外旋・内旋運動は運動方向のセッティングが困難だが，肩関節運動器は対象者の肩の疼痛も考慮して容易に設置できるので，訓練の段階づけも容易である．

●スプリント療法

　鉤爪指変形が強く屈曲拘縮を引き起こしてしまっているような場合は，強制的・段階的にIP関節を伸展できるジョイントジャック（図12）が有効である．

●ストレッチ（装具療法）

　単一の筋肉のストレッチ方法はいろいろあるが，スプリントを用いて自主的に行う方法もある（図13）．

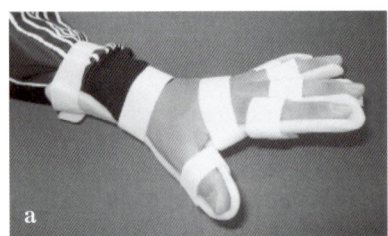

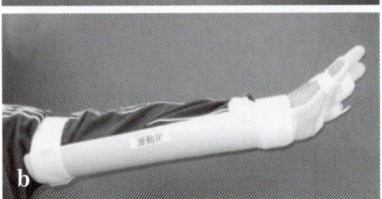

図13 装具療法
a：手関節・手指伸展用，b：肘関節伸展用

◆ おわりに

　以上，当院において実施されている末梢神経損傷に対する治療介入について述べた．この疾患は客観的な症状としては理解しやすいが，予後予測や主観的な訴えを理解しようとすると多くの知識を要することがわかる．今回は，特に上肢機能における特徴的な症状についての治療介入にとどまったが，今後も臨床場面においてさまざまな症状について介入していきたい．

◎**文献**

1) Seddon, HJ：Three types of nerve injury. BRAIN **66**：237-288, 1943
2) 荻野利彦：手関節および手指．寺山和雄，他（監），石井清一，他（編）：標準整形外科学，第7版．医学書院，pp382-385，1999
3) 斉藤恵津子，他：弾性包帯利用による関節可動域矯正手法．作業療法 **11**：73-76, 1992
4) 錠内広之，他：手関節に対する革製関節固定装具の処方経験とその特徴．OTジャーナル **34**：245-249, 2000
5) 錠内広之，他：牛革製拇指対立装具の紹介及び処方例．作業療法 **19**：562-566, 2000
6) 浜口雅春，他：自動運動のための簡易型手関節運動器．OTジャーナル **32**：721-724, 1998
7) 山口　昇：筋力と筋持久力の維持・増強．岩崎テル子（編）：身体機能作業療法学．医学書院，p54, 2005

8 骨折における上肢機能へのアプローチ—LCP術後を中心に

佐藤真一(健康科学大学, OT), 鷹左右由紀, 有泉宏紀(市立甲府病院, OT)

はじめに

骨折の治療は，保存療法や観血的治療における治療手技の進歩・改善により，近年，良好な成績を得ている報告が多くなっている．特に観血的治療においては，内固定の器具の材料や固定方法の進歩により飛躍的な改善を得ている．そのため後療法を担うわれわれは，それらの改変に対し常に敏感に情報収集を行い理解するとともに，迅速な対応をする必要がある．また刻々と変化し得る治療プログラムを改変しながら対応し，治療成績の向上，すなわち対象症例のできるだけ早期からの治療に対する満足度の向上と生活機能の向上に寄与しなければならない．

特に近年，各種の locking compression plate（以下 LCP）の開発普及により，観血的整復固定の治療プログラムが大きく変わりつつある[1〜3]．従来の保存療法であれば安静固定の期間中とされていた時期に，自動運動から軽い抵抗運動，また ADL 上での骨折肢の使用が許可されるようになった．そのため従来の保存療法の固定期間中に発生した廃用性の筋力低下や関節可動域制限等は，ごく軽度ながら認められても，実用的に上肢手指を使用するうえで問題となることは少なくなってきている．その一方で合併症の問題が出現しているため，OT として治療時の詳細な評価と情報収集は密に行わなければならない[4, 5]．

今回骨折における上肢機能へのアプローチとして，近年多く経験するようになった上腕骨近位端骨折と橈骨遠位端骨折に LCP を用いて治療を行った症例を中心に述べる．

LCPの特徴

骨折の治療において，保存療法を行うか観血的治療を行うかは整形外科受診後早期に決定される．観血的治療の場合，骨折の転位程度，第三骨片の存在や骨質の程度等に加え，手術時の進入方法やその固定材料の特性により作業療法の開始時期が大きく変わってくる．先人からの試行錯誤によって，早期からの運動開始が治療成績に大きく関与することがわかっており，整復固定の初期からの強固な固定性を得ることが，治療成績の向上に結

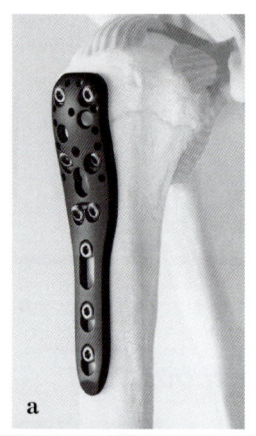

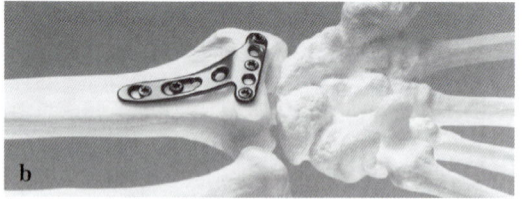

図1 LCP
LCPでは，スクリューにタップが切られており，プレートに固定される
a：上腕骨近位端骨折用LCP（SYNTHES®製，Proximal Humeral Internal Locking System カタログより），b：橈骨遠位端骨折用LCP（SYNTHES®製，LCP Distal Radius System 2.4. カタログより）

びつくとされている．その中でAO法における画期的な方法としてLCPが開発され，臨床での利用が急速に広まっている．

プレートにタップがなかった従来のAOプレートでは，スクリューとプレートはスクリューにかかる圧のみでプレートに圧着されていたため，骨粗鬆症が原因でスクリューが緩むと固定力が低下し種々の合併症を併発していた．LCPではプレートとスクリューの接触面にタップが切ってあるため，スクリューが固定される構造になり，骨長軸方向に圧迫がかけられると同時に強固な固定力を発揮する．あたかも人体内に創外固定器を装着しているような構造となる（**図1**）．その強固な固定力により術後早期から安定した自動運動が可能となるため，廃用性筋萎縮や関節軟骨を含んだ関節構造の拘縮等が予防でき，良好な治療成績を得ている[6]．

◆ 上腕骨近位端骨折

上腕骨近位端骨折と橈骨遠位端骨折は，骨粗鬆症をベースとして軽微な外力により受傷する脆弱性骨折の一つに数えられている．高齢者が転倒時に肘や手をつく等の介達外力により起こるとされており，近年増加傾向を認める．また脆弱性骨折のみでなく，若年者もスポーツや交通外傷等により受傷する骨折である．

疾患の理解

上腕骨近位端骨折は，骨折様式が予後に大きく関与するために骨折型の分類が広く行われている．中でもNeerの分類が簡便であるため臨床上多く用いられている．この分類では骨頭，大結節，小結節，骨幹部を4部分（part）として骨折型を分類している．これに脱臼が伴うか伴わないかの表示を行う．上腕骨頭部と骨幹部を分ける部分を外科頸と呼ぶが，これはこの部の骨折が多いため解剖学名称として定着したともいわれている．この部の骨折はNeer分類によるところの2 part骨折である．従来3 part・4 part脱臼骨折は上腕骨頭の血行障害による骨頭壊死に陥る可能性が高いため人工骨頭の適応とされてきたが，LCPの開発後は，骨頭に対して愛護的な手技を行うことを目的にLCP固定が行われることが多くなってきている．

受傷時に起こる合併症として，腋窩神経麻痺や橈骨神経麻痺が挙げられる．特に腋窩神経麻痺は術後自動運動が許可されてから判明

する場合が多い．これまでの経験ではSeddon分類でのneurapraxia（一過性局所性伝導障害）が多く，また腋窩神経の感覚枝を分岐してから損傷される運動神経単独の麻痺が多かった[7]．そのため腋窩神経感覚固有神経領域には問題がないために見逃されやすく，自動運動を開始しても"なかなか挙上角度が向上しない"となってから発覚する場合もある．しかしneurapraxiaのため回復に時間はかかるが，6カ月〜1年程度で満足のいく挙上角度を得られる場合が多い．

　後療法においては，石黒ら[8]による振り子運動を中心とした保存療法が良好な成績を得ているが，若年者で早期の社会復帰が目的となる場合や高齢者で石黒法の振り子運動が難しい場合等では，観血的整復固定が第一選択となる場合が多いと思われる．固定器具としては各種の髄内釘も実績を積んではいるが，より早期からの内固定力を得るためには，LCPを使った固定に伴う一連の後療法が近年安定した成績を残している．

上肢機能の特徴

　肩関節周囲の骨折においては，それに伴う運動制限により，肩甲骨の代償動作が出現する．これを予防するためには，早期から肩甲上腕関節の分離運動を意識することが重要である．近年多くなってきた関節鏡視下肩関節授動術の術中所見で，関節上腕靱帯の切離を行うことで可動域の獲得ができる症例が多いことから，骨・関節軟骨以外に拘縮の原因を求める際に，多くの症例で関節上腕靱帯の機能不全が原因となっていることが示唆される．特に下関節上腕靱帯の影響が挙上時の外旋に影響し，結髪動作や後頸部でネクタイを襟の下に折り込む動作等，2nd positionでの外旋動作に関与すると思われる．

　内転動作は，関節可動域評価時，体幹に当たり0°となったときには一見問題ないと思われる．また肩関節の内転可動域測定は肩関節屈曲位で測定することになっているので，これも一見問題ないように思われる．しかしベルト通し・ズボンの後ろポケットの出し入れ等では著明に肩関節伸展位での内転機能が問われる．また上着のサイドポケットに手を入れる場合も，見落とされがちであるが内転可動域が必要である．体幹後方での内転内旋で最も可動域を必要とするのがブラジャーのホックの掛け外しであり，これらの動作には上関節上腕靱帯の伸展性が必要であると思われる．

　2nd positionでの外旋動作と1st positionでの内旋動作が正確にできないと，肩甲骨の代償動作が起こる．また生活の中においても，使用頻度で差があるが2nd positionでの外旋での疼痛が起こっている場合は，更衣動作等で疼痛を回避するよう動作方法の変更や環境設定が必要である．疼痛自体の対症療法も行いながら，関節上腕靱帯のみでなく広義の肩関節可動域確保の訓練を早期より行う必要がある．

陥りやすい上肢の反応

　上肢帯の支持・固定の基礎となる肩甲骨は骨性には肩鎖関節のみで体幹に固定されている．そのほかの連結は肩甲肋骨関節に代表されるような筋肉による連結である．そのため筋緊張や広義肩関節の拘縮により肩甲骨のアライメントは崩れやすいといえる．肩関節の拘縮では肩甲上腕リズムの破綻が起こりやすく，肩関節挙上や外転時に肩甲帯の挙上が起こった後に肩甲上腕関節の動きが出現する．その場合いわゆる"肩が詰まった状態で手を挙げる"shrug sign陽性となり挙上制限が出

現する．このように肩甲上腕関節の分離運動ができないままに動作を続けることで運動パターンとして学習してしまい，間違った運動の袋小路に陥りかねない．

また肩甲骨の正常なアライメントを維持する筋肉として前鋸筋・小胸筋・僧帽筋の機能にも注目しなければならない．これらの筋肉が機能的もしくは動的に肩甲骨を固定することにより効果器としての上肢機能が発揮されており，筋力低下もしくは筋力発揮できない場合，肩関節の挙上・外転角度に影響を及ぼすことが考えられる．

治療のポイント

LCP術後の当院でのプロトコルとその治療経過を述べる．内固定が強固であると確認できた症例は，術後2～3日で振り子運動を開始する．この場合，Codmanのstooping exerciseから愛護的に開始する（図2）．術中判断で固定力が強固でないと判断されても，遅くとも術後1週には開始となる．この時期に重要なことは，肩甲上腕関節の分離運動ができるかどうかである．術後間もないこと，受傷のショックのため，あるいは症例により疼痛の閾値が低い場合が多いため，肩甲帯全体に筋緊張が高い，いわゆる"肩の力が抜けない"症例をしばしば経験する．そのような症例の場合，見せかけの肩関節90°屈曲は確保していても，肩甲上腕関節の分離運動ができていない．したがって肩甲骨の外転・上方回旋を起こすことで上肢挙上位を保持するといった代償動作を防ぐため，肩甲骨の固定が重要である．一見，肩甲帯筋の筋緊張によって起こる一連の拘縮と思われがちであるが，関節上腕靱帯の影響を無視できないと思われる（図3）．

術後1週で仰臥位での他動運動を開始す

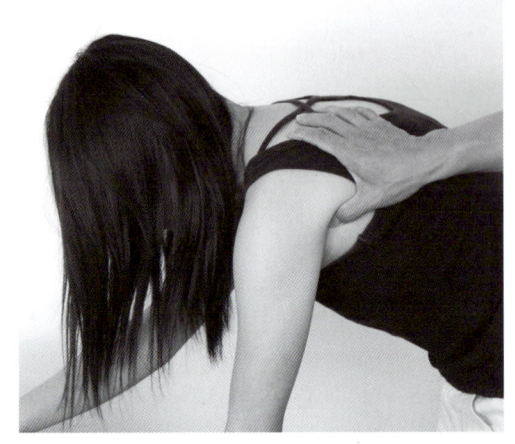

図2 stooping exercise
上肢に負荷を加えず，上肢の重量のみで下垂を行う．肩甲上腕関節の分離に注意しながら行い，肩甲骨の外転を防止するよう肩甲骨を固定する

る．内固定は強固であることが前提であるが，注意すべき点は，いまだ仮骨が形成されていない時期であるため，十分注意しながら愛護的に可動域訓練を行うということである．仰臥位により脊柱はベッドに固定されやすいため，振り子運動の段階から注意して行っている肩甲上腕関節の分離運動を意識して行う．特に重力による関節運動軸の偏位に注意し，上肢の重量中心と肘関節を同時に保持し，固定部位にストレスをかけぬように関節運動を行っていく必要がある．特に屈曲90°を超えるあたりからは第2肩関節の機能や烏口肩峰靱帯の下へ上腕骨頭が滑り込んでいくのを3次元で理解しながら，運動を行っていく必要がある．

術後1週から4週までは肩下垂位での装具固定時期であるが，下垂位での手指作業は肩に負担がかからない作業のみを許可する．たとえば飲み薬の開封，はさみの使用や軽いものの保持による両手動作等である．徐々に運動負荷を許可して使用範囲を拡大し，3週前には利き手が受傷側である場合の食事動作

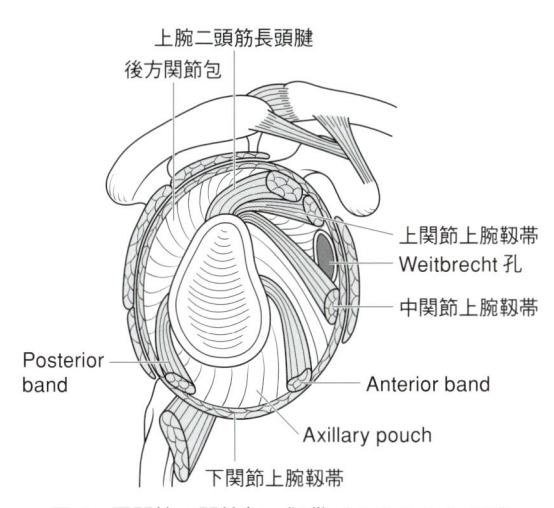

図3　肩関節の関節包，靱帯（文献10より引用）

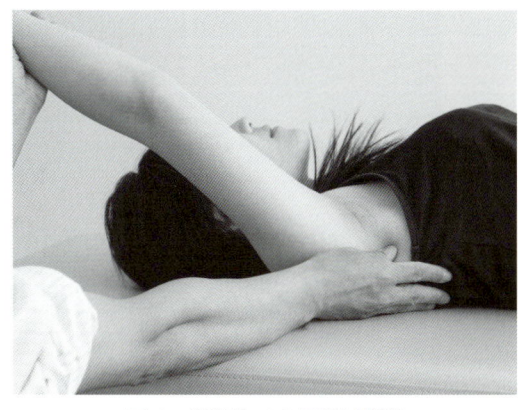

図4　仰臥位での可動域訓練
上肢の重量中心を保持，肩甲骨の外転を予防しながらの運動を行う

が，体幹に上腕を固定した状態で自立まで到達している．

　術後4週時点では，大結節の骨癒合状態を確認し自動挙上が許可される．同時に固定装具が除去となるためADL使用範囲が急激に拡大するが，重量物の取り扱いは筋力の回復に応じて徐々に許可していく．この時期には，すでに肩甲上腕関節の分離ができていることが望ましいし，またそれが目標でもある．しかしながら，疼痛が強い，また筋緊張の高い症例の多くは，上腕骨の挙上とともに肩甲骨の外転により肩甲骨下角が体幹側面に突出してくる．この場合，術後6週から8週にかけて丁寧に，先に述べた短縮している関節上腕靱帯のストレッチを行うことが必要である（図4）．これが緩むことで2nd positionでの外旋動作の可動域が拡大し，また1st positionでの内旋動作にも影響し，いわゆる結髪・結帯動作が可能となってくる．この時期は若年者にとっては復職といった問題も生じてくる．

症例報告

　40代前半，男性．右上腕骨近位端4 part骨折．バイク事故で受傷，紹介により当院整形外科受診，手術目的で入院．受傷後9日でLCPを用いた観血的整復固定術施行．前記プロトコール通りに術後3日から振り子運動開始，同時にADL指導も開始した．術後1週で他動運動，4週で自動運動を開始した．8週時点では日本整形外科学会肩関節疾患治療成績判定基準（JOAスコア）で疼痛20点（30点満点），機能17点（20点満点），可動域20点(30点満点)，X線所見評価5点(5点満点)，関節安定性15点(15点満点)，合計77点(100点満点）であった．JOAスコアにおいて生活動作10項目のうち「結髪」，「結帯」等は可能であったが，「患側を下に寝る」，「棚の上の物を取る」が不可であり，自動可動域として外旋は50°，内旋は殿部であった（図5）．この時期からデスクワークである現職に復帰し，術後約4カ月で作業療法終了となった．

考察

　肩関節周囲の疾患・手術に関しては，繰り返しになるが早期からの肩甲上腕関節の分離動作が遂行できるかどうかが重要なポイントとなる．訓練開始最初のstooping exerciseに

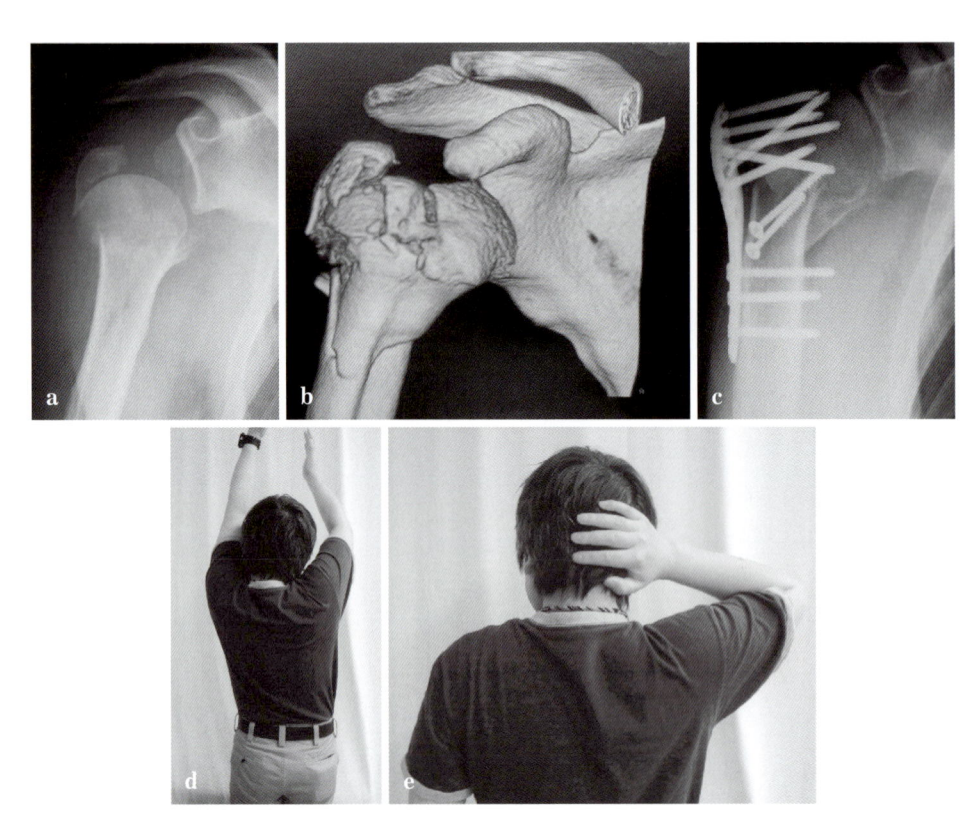

図5 受傷時から8週時点での自動運動
a：受傷時X線写真，b：受傷時3D CT，c：術後X線写真，d：8週時点での自動運動（屈曲），e：8週時点での自動運動（2nd positionでの外旋）

おいて分離に難渋する症例は，往々にして挙上角度を含め治療期間が長くなる傾向がある．その対策としては，肩関節挙上時の肩甲骨外転・上方回旋という代償動作を極力軽減させ，肩甲帯筋の過度な筋緊張を低下させるために物理療法も併用しながら治療を進めていく必要がある．

肩甲上腕関節の分離を進めると同時に，肩甲帯周囲筋の筋力回復を図っていくことも重要である．肩甲肋骨関節は肩甲骨周囲筋で支えられる解剖学的に支点がない関節である．体幹から肩甲骨に付着している筋肉の筋力回復により，安定した上肢機能を獲得していく必要がある．

また体幹に関して左右の均衡も図っていく必要がある．障害側のみでなく，体幹の側屈による代償動作も出やすいため，肩関節の評価とともに体幹・骨盤帯・下肢も含めアライメントを調べ，必要により治療を行っていく．

◆ 橈骨遠位端骨折

橈骨遠位端骨折は，上腕骨近位端骨折と並び脆弱性骨折の一つである．高齢者が転倒時に手をつくことによる外傷は，以前からOTが臨床において，おそらく最も多く診療してきていると思われる．近年，臨床において特に多くなっており，また転位が大きく不安定な骨折型の症例が増加しているためLCPの適応が増加している印象がある．そのため研

修会での演題や学会等での発表演題数も増加し，安定した治療成績を得ている報告や治療上の注意点等が，明らかになりつつある．手術での進入方法には掌側進入固定法と背側進入固定法があるが，比較的多い掌側進入固定法での注意点等を述べる．

疾患の理解

受傷形態で遠位骨片の転位が背側か掌側かで骨折型を分類している．最も多いと思われる骨折型の Colles 骨折は手関節背屈位で受傷し，遠位骨片は背側に転位する．逆に手関節掌屈位で受傷すると遠位骨片は掌側に転位し，この形を Smith 骨折と呼ぶ．また橈骨遠位端の関節内骨折で遠位骨片が背側に転位した形を背側 Barton 骨折，逆に掌側に転位した形を掌側 Barton 骨折と呼ぶ．

骨折の分類については Frykman 分類や斎藤分類等，各種の分類が用いられてきたが，近年は AO 分類が用いられる場合が多い．関節外骨折を A 型，部分関節内骨折を B 型，完全関節内骨折を C 型と分類し，さらに細分した分類を行う．

骨折型や整復の程度により橈骨の短縮が起こり，相対的に尺骨が長くなるために尺骨遠位端が背側に転位し，前腕の回旋に伴い疼痛が引き起こされる尺骨突き上げ症候群が問題となる場合がある．尺骨頭と手根骨間に存在する三角線維軟骨複合体（triangular fibrocartilage complex：TFCC）が転位した尺骨頭により損傷される．症状としては前腕回旋時の軋音や強い疼痛が起こる．

上肢機能の特徴：手指機能

一般に握力は 4～5 kg あれば ADL は遂行可能といわれてはいる．しかし筋力低下とともに筋持久力の低下も免れないのが実際であり，繰り返し動作ができないために"使いにくい"という訴えを聞くことも少なからずある．

たとえば爪切り動作において，3 指つまみで数回測って 1 kg をコンスタントに超えることが，自覚的に"できる"ようになる目安である（図 6）．雑巾絞りにおいても，動作として可能になるのは患側の握力が 4～5 kg を超えたくらいからであり，10 kg を超えると滴りが減少する場合が多い．また包丁の使用においては 10 kg 程度では不安感があり，目安として 15 kg 程度あれば，大根やカボチャ等のような一般に硬いといわれる野菜類が安心して切れるようである．

陥りやすい上肢の反応

上肢機能として瞬発的な筋力の重要性はいうまでもないが，筋持久力の向上も訓練目標に常に挙げるべきであり，それにより実用的な動作の獲得がスムーズに行われる症例を多く体験する．作業療法としての種目では，セラプラストやゴム球握り等，構成要素のない作業種目やマクラメ，革細工等のクラフト作業が筋持久力の向上にも効果があるため，われわれは好んで利用している（図 7）．すなわち低負荷高頻度の運動を行い手指耐久性向上を図っていく必要がある．

橈骨遠位端骨折で比較的頻度の高い合併症に複合性局所疼痛症候群（complex regional pain syndrome：CRPS）が挙げられる．神経損傷の既往がなく，自発痛や痛覚過敏を伴う浮腫や血流変化を呈する疼痛症候群が CRPS type I とされる．これは従来の反射性交感神経ジストロフィーに相当する．精神状態によっても症状が変化するとされている．主訴の多くは疼痛であるが，手指の伸展拘縮，皮膚の萎縮等も問題となってくる．CRPS に対

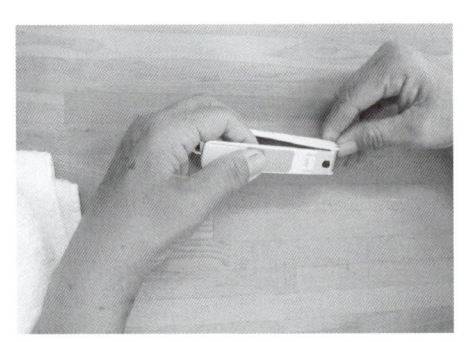

図6　術後4週の爪切り動作
筋力低下の影響が認められ，手関節は掌屈位で行っている

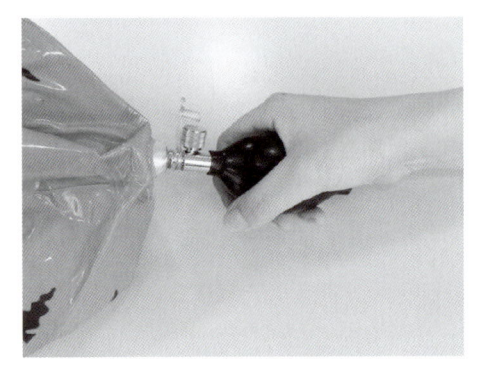

図7　ゴム球握り
血圧計のゴム球を利用し風船やビーチボールをふくらます動作．筋持久力向上目的で好んで使っている

しては整形外科での治療に加え，リハビリテーション部門では赤外線レーザーによる星状神経刺激，交代浴，愛護的な可動域訓練，装具療法，自動運動の指導等で対処する．

愛護的な可動域訓練としては，早い関節運動を避け，ゆっくりとした運動で最終可動域まで動かし，その位置で疼痛の自制範囲内で数秒間持続的に保持した後，またゆっくりとした運動で開始位置にまで戻す，という運動を，われわれは注意深く行っている．特に戻す運動時に疼痛が発生しやすいため注意を要する．また前述したように，精神状態によっても症状が変化しやすいため"患者-治療者"の信頼関係の早期からの確立が急務であり，訴えを傾聴するということが重要である．

他の部位を含めて骨折治療の基本原則であるが，固定を免れた近位・遠位の関節の評価を見逃してはならない．橈骨遠位端骨折では，近位としては肩関節に不動性の拘縮を伴った肩関節周囲炎が併発する場合も多い．手指においては外在筋の短縮が著明に出てくるが，内在筋の短縮も見逃してはならない．母指内転筋の短縮による手根中手関節（CM関節）の拘縮も固定期間がある場合や疼痛による筋緊張亢進時に認められる（**図8**）．

治療のポイント

ギプス固定を用いた保存療法で，CRPSが認められない場合は，3～4週でギプスシャーレになったときから作業療法を開始することが多い．開始時は運動時のみギプスシャーレを外して，浴中自動運動から開始する．5～6週でギプス除去となり，積極的可動域拡大から筋力回復，ADL使用へ移行し，8～10週で終了となる．

LCP術後の場合は，術後2～3日で作業療法開始，罹患関節の近位・遠位関節の可動域維持と緩徐または愛護的な手関節可動域拡大のための自動介助運動から開始する．1週で自動運動の最終可動域において徒手的なストレッチを徐々に追加し，2～3週では自動介助運動から軽度の抵抗運動に移行していく．保存療法では回内外の自動運動は骨癒合を確認しながら4～5週で開始するが，LCP術後では外固定がないことが多いため，注意を要するものの，作業療法開始時から回内外の自動運動が開始できる，もしくは患者自ら行っている場合がある．そのためADL上問題とならないとされる60°には2～3週以内に到達する症例が多い．

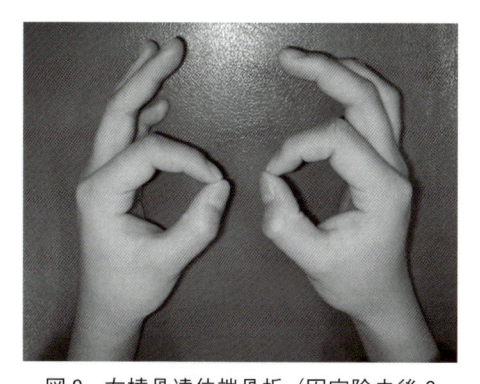

図8 左橈骨遠位端骨折（固定除去後3日の perfect O）
母指内転筋の短縮により掌側外転と母指対立に制限が起こっている．また手内筋全体の萎縮のため患手が"小さく"みえる

　骨癒合が得られたと判断された後の積極的な可動域訓練時期においては，3次元での関節構造を意識しながら，いわゆる関節モビリゼーションの手技を基本に行い，筋力と筋耐久性訓練を行い，6～8週での作業療法終了を目標とする．

　掌側進入固定LCPの場合，前腕掌側の最深部にある方形回内筋の愛護的な処置方法が発表されているが，深部にある長母指屈筋も術創部に含まれるためトラブルも多く報告されている．術創部での腱癒着の報告が多く，約60％の症例に認められるとの報告もある[5]．また重大な合併症として長母指屈筋の断裂も報告されている[9]．癒着防止には作業療法開始直後に癒着の有無の確認が必要である．癒着が確認された場合は，腱の滑動性向上を目的に，その時点での最大伸張位からの自動屈曲運動や手関節の関節角度を調整しながらの他動伸展運動を慎重に行う．

症例報告

　70代前半，女性．左橈骨遠位端骨折．自宅玄関先で転倒受傷，当院に救急搬送され手術目的で入院となった．AO分類はC2型．受傷後9日でLCPを用いた観血的整復固定術施行．

　術後3日から手指・手関節の自動運動と愛護的な手関節可動域訓練開始．開始時，長母指屈筋の軽度の滑動性低下を認め，手関節軽度背屈位保持した位置で母指指節間関節（IP関節）他動伸展により疼痛を認めた．そのため手関節背屈位・母指中手指節間関節（MP関節）伸展位での母指IP関節他動伸展から自動屈曲動作の自動介助運動を行い，愛護的に長母指屈筋の癒着防止を図った．

　術後1週で500g程度の物であれば保持許可し，徐々にピンチ動作を中心としたADLでの使用を拡大．4週で爪切りが可能となり，瞬間的に力を入れる動作を除き使用制限の解除を行い，積極的な可動域訓練を追加していった．その結果8週で可動域は健側の8割，握力は6割となり作業療法を終了した（図9）．

考察

　橈骨遠位端骨折症例の多くは，前述したが中高年から高齢者の脆弱性骨折である．非受傷関節の変形性関節症等の合併症も多いため，受傷関節の治療のみで終始できない面が多分にある．また診断群分類包括評価（DPC）を用いる病院も多くなり，高齢者でも入院期間が比較的短くなる傾向がある．その場合，治療期間のほとんどが外来通院となることが多い．こういった場合は，患者が骨折状態と手術後の禁忌を理解したうえで自宅での自主訓練ができるよう運動方法の提示が必要である．上記症例は通院方法も家人の送迎が可能であり，骨折の理解も十分であったため，予定していた期間で終了することができた．

　しかし，多くの症例がこのように順調に予定通り進むとは限らない．通院に関して手段

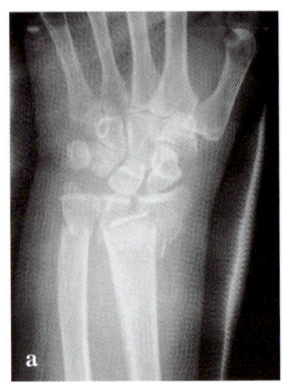

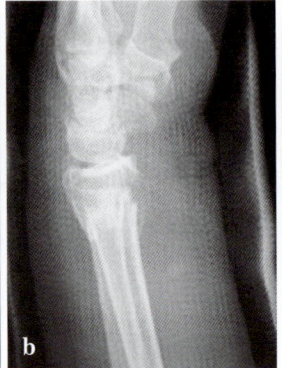

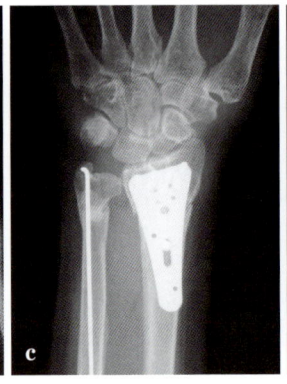

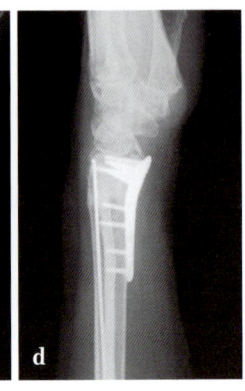

図9 受傷時と術後X線写真
a：受傷時正面，b：受傷時側面，c：術後6週正面，d：術後6週側面

がないためドロップアウトする場合もある．また通院が可能でも，合併症により治療期間が延長することもある．そのため治療初期から症例の環境と病状を詳細に評価し，計画を立てておかなければならないことを明記しておく．

している治療機器の最新情報等，常に情報収集が必要であることをあらためて述べておく．

最後に，症例それぞれで受傷程度や回復過程も違うため，訴えを十分に傾聴し柔軟な対応をとりながら"患者-治療者"関係の信頼構築とともに治療過程を進めていく必要がある．

◆ おわりに

今回はLCP術後の症例を中心にまとめているが，保存療法においても治療概念は共通しており，骨折の治癒経過の中で可能なかぎり早期より関節運動を行うことが求められている．LCP術後の場合は，術者から固定の安定程度等の情報がもたらされるため，より安心して関節運動が開始できる．しかし保存療法の場合も，主治医との密な連携により治癒程度の推定ができるため，より注意深くではあるが，可能なかぎり早期から関節運動を進めていくことが必要である．

基本原則であるが，主治医との密な連絡をとることと，OT自身がX線写真を読影できるようになること，そして目まぐるしく進歩

◎文献

1) 田中 正，他：骨折手術における新しいプレート固定の概念と実際―AO/ASIFの動向を中心に Plate法の歴史．整・災外 47：1231-1238, 2004
2) Jupiter JB, et al（著），田中 正（監訳）：AO法骨折治療―Hand and Wrist. 医学書院，2006
3) Wagner M : General principles for the clinical use of the LCP. Injury 34（Suppl 2）：B31-42, 2003
4) 野中信宏，他：掌側plateを用いた橈骨遠位端骨折例の長母指屈筋腱癒着に対するセラピィ．第42回日本作業療法学会抄録集（CD-ROM）：O29, 2008
5) 西川智子，他：掌側ロッキングプレートを用いた橈骨遠位端骨折手術例における長母指屈筋腱の癒着について．第43回日本作業療法学会抄録集（CD-ROM）：B1-I-5, 2009
6) 澤口 毅：骨折手術における新しいプレート固定の

概念と実際―AO/ASIF の動向を中心に　Locking Plate System の理論．整・災外　47：1257-1265, 2004
7) 佐藤真一, 他：上腕骨近位端脱臼骨折に合併した腋窩神経麻痺の一症例．第2回肩の運動機能研究会抄録集：42, 2005
8) 石黒　隆, 他：上腕骨頚部骨折に対する積極的保存療法のコツ―下垂位での早期運動療法について．Orthopaedics　19：11-19, 2006
9) 今谷潤也, 他：橈骨遠位端骨折における合併症とその対策―掌側ロッキングプレートを中心に．整形外科最小侵襲手術ジャーナル　52：77-83, 2009
10) 高岸憲二（編）：図説　新・肩の臨床．メジカルビュー社, p7, 2006

9 手外科疾患における上肢機能へのアプローチ—橈骨遠位端骨折の合併症を予防するハンドセラピィの実践を中心に

大川尊規(南川整形外科病院, OT), 松山拓史(渡辺整形外科病院, OT)
宮本 洋(南川整形外科病院 手の外科・外傷センター, 形成外科医)

◆ はじめに

　手外科疾患の中で橈骨遠位端骨折は最も一般的な疾患であり，近年，内固定材料の進化により良好な成績が多数報告されている[1,2]．
　2007年（平成19年），日本手の外科学会機能評価委員会のまとめによると，1993年（平成5年）～2003年（平成15年）の10年間で2,808例を対象とした治療成績では，優62.4％，良31.5％，可5.5％，不可0.8％と"優"が最多であった[3]．
　しかし，臨床成績評価による"優"以外の患者はなんらかの後遺症および一部の不満足を残しており[4,5]，われわれセラピストも医師とともに可能なかぎり治療成績を"優"に近づける努力が必要である．
　今回は，橈骨遠位端骨折術後の後療法について，臨床成績低下の原因となる二次的合併症の予防を中心としたハンドセラピィの実践について述べる．

◆ 上肢帯における手関節の役割

　手は把握やつまみという基本的機能を備え，数えきれないほどの作用を営むことのできる効果器である．人が生活していくうえで重要な手の機能を最大限発揮するために上肢帯は存在する．中でも手関節は上肢帯遠位に位置し，橈骨手根関節，手根中央関節と三角線維軟骨複合体（triangular fibrocartilage complex：TFCC）で遮断された遠位橈尺関節で構成される．特徴として，手関節の運動は橈骨手根関節，手根中央関節で行われ，掌屈運動時は橈骨手根関節で40％，手根中央関節で60％の動きがあり，背屈運動では橈骨手根関節で66.5％，手根中央関節で33.5％のそれぞれ動きがある[6]．また橈尺屈運動においては遠位手根列が中手骨とともに側方移動し，近位手根列が逆方向へ側方移動することに加え，橈屈時には掌側方向への回転運動，尺屈時には背側方向への回転運動によって動きを生じる．手関節は，これらの動きと前腕の回旋の動きの組み合わせにより，手の繊細な動

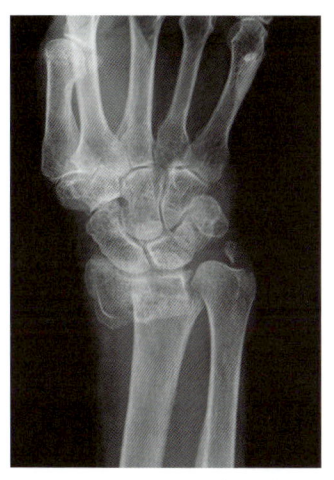

図1 Colles 骨折（正面像）
遠位骨片は橈側偏位を示す

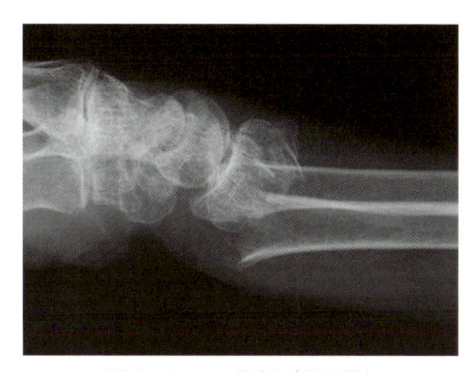

図2 Colles 骨折（側面像）
遠位骨片は背側転位を示す

きを十分に発揮するために必要な角度の方向づけにおける調整機能の役割を担っている[6,7]．

また手が多くの形や大きさの物体を把持し，扱うために，手掌面には凹形をした3つのアーチが存在する．これらのアーチは**手内筋（intrinsic muscle）**と**手外筋（extrinsic muscle）**との作用によりみごとなバランスを保つことで，調和に富んだ精巧な機能を発揮する．巧緻運動には手内筋が，手関節の動きや手指の屈伸には主に手外筋が機能する[8]．特に手外筋は前腕に筋腹をもち，**屈筋群は屈筋支帯を蓋とする手根管内を，伸筋群は6つの区画を通り，手関節から手指へ走行**している．そのため前腕，手関節と手との関係は切り離して考えることはできず，手関節は手の繊細な機能を発揮するための key joint であり，無痛の安定性と柔軟性が必要とされる．

◆ 疾患の理解

橈骨遠位端骨折の発生率は，40歳未満では男性の発生率が女性よりも1.4倍多いが，40歳以降では女性が男性よりも多くなり，加齢とともに，ほぼ直線的に増加する[9]．

受傷原因は，若年者ではスポーツ，交通外傷，高所からの転落等の高エネルギー外傷が多い．一方，骨粗鬆症を基盤にもつ中高年者においては転倒による低エネルギー外傷が原因となることが多く，軽微な外力による脆弱性骨折として発生する[9]．

転倒を防ごうとして手が生理学的に伸展するとき，近位手根列は掌側に動き，橈骨は舟状骨および月状骨に対してロックされる．手が接地すると手の動きは止められるが，腕の遠位端はさらに地面に向かって動き続けようとし，骨幹部に対して橈骨遠位端を剪断する力が生じる[10]．そのほとんどが背屈転位型の Colles 骨折であるが，遠位骨片は背側転位，橈側偏位を生じ，骨折により両骨片の端が鋸状になり，お互いに衝突する（**図1，2**）．

その結果，橈骨は相対的に短縮し尺骨プラス偏位を生じ，手関節の尺側部痛を生じる原因となる．また，中枢骨片の末端は掌側に突出して屈筋腱，正中神経を圧迫し，手指の知覚障害，運動障害を生じることがある[11]．

近年，急速な高齢社会の進展に伴い，一人暮らしの高齢者が増加し，すべての家事動作

を行わなければならない症例も多く，高齢者であるから転位が著明でも保存的加療で十分であるとする以前の考えは不適合である．活動性の高い高齢者は，仕事や趣味等を積極的に行うため，青壮年層と同様に良好な上肢機能を希望し，手術を選択する症例が増加している[12]．

◆ 合併症の理解

橈骨遠位端骨折の術後合併症の頻度は0～39.2％と，術式や地域性等により，さまざまである[13～15]．また，近年多く使用される掌側ロッキングプレート固定は術後合併症が少ないとされているが，国立らの210例の報告では30例（14％）に生じたとしており，決して少ないとはいいがたい[16]．

合併症の中で最も頻度が多く，術後の成績不良に関与する手関節尺側部痛[17]の原因ともなるTFCC損傷は56～89％で合併する[17～19]．ついで多いのが手根管症候群3.3～17％で，発症時期については数時間から20年以上とさまざまである[20]．急性の橈骨遠位端骨折の患者は，程度はさまざまであるが神経血管障害を伴っていることが多く，特に正中神経症状に注意を要する[11,21]．近年増加傾向である長母指屈筋腱断裂が多数報告されており，Drobetzらはその頻度を12％と報告した[22]．

その他，手指拘縮や肩関節拘縮等，隣接する関節の拘縮もしばしば生じる．多田[15]は橈骨遠位端骨折の術後合併症において，93例97手に対して手指拘縮は18手（18.6％）にみられ，60歳未満が6.1％，60歳以上で31.3％，肩関節拘縮は7例（7.2％）にみられ，60歳未満では0％，60歳以上では14.6％と有意に60歳以上の発生率が高いと報告している．また，手指，肩関節拘縮はAO分類のA3，C3タイプ等の粉砕骨折に多いとも報告している[15]．そのため高齢者や高エネルギー外傷を伴う重度な骨折に対しては，拘縮の可能性を想定し予防に努めることが大切で，それにはできるかぎり早期より，修復組織の治癒に悪影響を及ぼさないよう，安静固定部以外のセラピィを行うことが重要となる．

手指拘縮が生じた患者は，しばしば複合性局所疼痛症候群（complex regional pain syndrome：CRPS）と混同されることが多い．CRPSは治療に抵抗し難渋する疾患であるため，常に本症の存在を念頭において，受傷あるいは術後の患者の訴えに耳を傾け，適切な対処を行うことが重要である．

これらの報告のように，合併症により実際にはさまざまな後遺症が遺残し[20,23]，長期間に及ぶ通院加療や救済手術を要することがあるため，必要な時期に必要な対処を行うことが重要である．

◆ 合併症予防のための治療ポイント

近年，関節拘縮を予防するために掌側ロッキングプレートで強固に内固定を行い，早期運動療法を行うことが主流となっている（図3，4）．

しかし，すべての患者に適応ではなく，骨接合の強度，軟部組織損傷の状況に応じて，手関節および前腕回旋の可動域訓練の開始時期が決定される．

術後早期の関わりと指導内容

著者らの施設では，受診当日もしくは術後

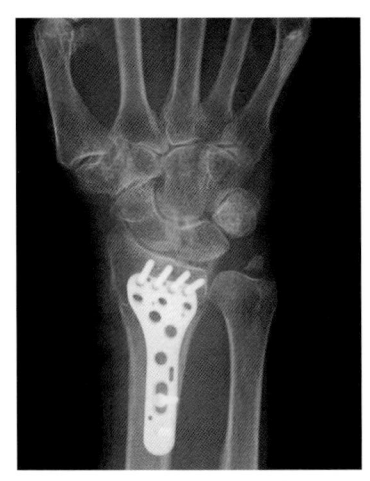

図3 掌側ロッキングプレート固定（正面像）

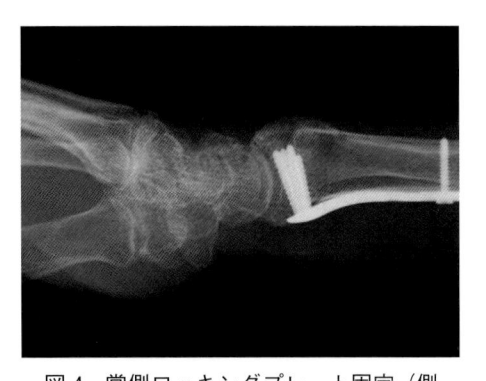

図4 掌側ロッキングプレート固定（側面像）
橈側偏位および背側転位が矯正され，強固に固定されることで早期運動療法が開始される

　翌日にリハビリテーションが処方され，OTによる手の自己管理指導と生活指導を行う．このとき，患者には自己管理が的確に行えるように2枚の指導用紙を配布している．1枚目は手の自己管理指導用紙，2枚目はDobynsの提唱する6 pack exercise[24]の説明に注意事項が記載されているものである．

　術前・術後の患者保護のため，禁忌事項や転位による後遺症等を医師により説明されるが，看護師，リハビリテーションスタッフ等，その他の医療従事者が重複する過度な指導を行うと，患者は過剰に患手を保護することとなり，手の不使用につながる．原則，医師による説明に補足する程度がよい．

　受傷後および術後早期から，患側手の血流促進による速やかな腫脹軽減・消失を図ることが重要で，そのため患肢挙上や軽度の患部圧迫，固定部以外の運動を早期から行う必要がある．これらは術後の出血，浮腫，ひいては組織の瘢痕化，線維化の防止に大切である[11]．しかし，必要以上の患肢挙上は肩痛を引き起こし，ひどい場合はそれを引き金とし肩関節拘縮を生じることも少なくない．また，手に外傷を負うと自己防衛として手を腹の上か胸元で保護するが，この肢位は肩関節が内旋し，長期にこの肢位を保持することで外旋制限が生じ，肩関節の機能障害の原因となる．そのため，患肢挙上に加え，1日数回の肩挙上訓練を行うように指導する．また，前腕の回内動作が許されれば，テーブル上で軍手を用いたテーブルワイピングを行うことで，上肢リーチ運動が早期より獲得される（図5）．

　患肢挙上での手指の繰り返し運動は，手指拘縮予防のために重要であるとの報告が多いが，急性炎症期には過剰な手指運動には注意を要する．「手指のグーパーを一生懸命にしてください」のような指示であれば，患者は早期の回復を期待し，朝から晩まで継続的に行うことも少なくない．また，ゴムボール等を握る動作も初期には負荷が大きく，骨折部周辺での腱の機械的摩擦により，かえって手指のこわばりを助長することになる（図6）．

　高エネルギー外傷の場合，術後の腫脹により手根管内圧および指腱鞘内圧が上昇し，手指の伸展・屈曲ともに激しい痛みを伴い，運動が行えない場合もある．この場合は，疼痛

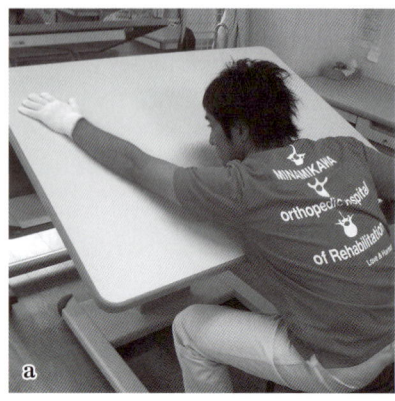

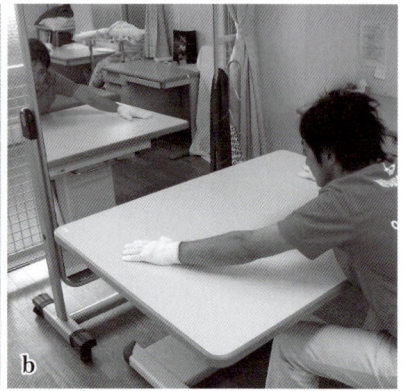

図5　テーブルワイピング
a：肩関節の機能維持と上肢リーチ動作の早期獲得のため，テーブル上でワイピングを行う．
b：鏡を見ながら姿勢の調整を行う

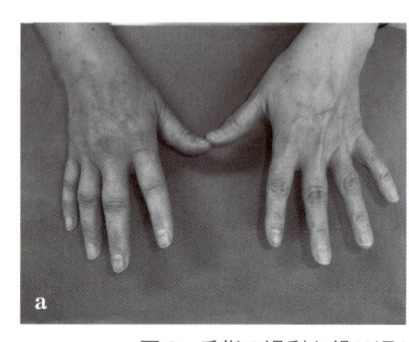

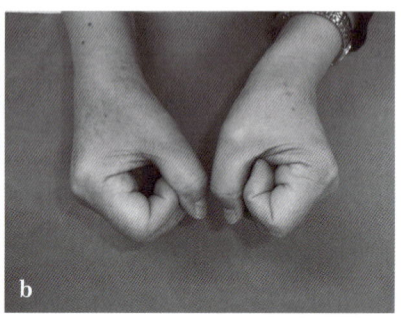

図6　手指の過剰な繰り返し運動による腫脹とこわばり
a：右手指から手背にかけての腫脹が確認できる，b：右手指のこわばりにより握り動作が不十分

が落ち着くのを待ってから手指の自動運動を始めても遅くはないが，高挙手による手指末梢から前腕中枢までの軽擦法によるマッサージにより静脈還流を促すのが効果的である．

術後外固定と関節可動域訓練

掌側ロッキングプレート術後に外固定を行わず，早期運動療法を施行した症例の治療成績は，おおむね良好であるとされている．しかし，果たしてすべてに適応かどうかは疑問が残る．

われわれは，1～3週間の外固定を軟部組織損傷の程度と患者の理解力により決定する．また，関節可動域訓練は通常術後3日より開始するが，前腕回旋運動は尺骨骨折の状況に応じて，軟部組織損傷を考慮し2～3週間の固定等の開始時期を医師が決定する．

森谷[25]は，TFCCを含めた合併軟部組織損傷を無視した術後早期運動訓練は臨床的関節不安定性や疼痛遺残の原因になるため十分に注意する必要があり，術中に軟部組織損傷を評価しないのであれば，なんらかの外固定併用を考慮したほうがよいと報告している．

古田ら[26]は掌側ロッキングプレート術後，外固定を1週間行うことで，臨床成績に有意な差はないが疼痛およびDASH（Disabilities of the Arm, Shoulder and Hand）スコアが低値であり，自覚的評価が良好であったと述べて

いる．竹内ら[27]は固定群（2週間固定）と早期群（2日間固定）の比較において運動機能評価に一部を除き，ほとんど有意差はないと報告し，松岡ら[28]は関節内骨折手術の際に手根骨間靱帯やTFCC等の軟部組織損傷の有無を関節鏡視下に確認し，損傷のある場合には2週間固定後ハンドセラピィを行い，良好な成績を報告している．

安部ら[29]は，荷重関節でない手関節の軟部組織損傷は比較的軽視される傾向にあるが，床からの立ち上がり動作，重量物保持等の日常生活上さまざまな動作でも，かなりの荷重がかかっており，骨折治療ばかりに目が向けられ軟部組織損傷を放置すれば，少なからず後遺障害を残す危険性が存在すると報告している．

これらの報告より，高度外傷や関節内粉砕骨折による軟部組織損傷を合併する場合には，必ずしも早期運動療法にこだわらず，1〜3週間の安静固定後，疼痛に留意しながらハンドセラピィを進めることが重要であると考える．軟部組織損傷の評価を行ううえで，医師のみならずセラピストも理学的所見よりその状態を予測し，ケアをしていく必要がある．

◆ 関節可動域訓練

手関節がスムーズに動くためには，手関節を動かす主要な筋が上腕骨遠位部から起始するため，肘関節がスムーズに動く必要があり，さらには肩関節，体幹と中枢の筋緊張の影響を受けるため，準備として体幹，肩，肘と運動を進める必要がある．

また，患部である手関節は疼痛を伴うことがあるため，まずはターゲットとする関節より遠い関節より動かし，リラクセーションさせることがハンドセラピィのポイントとなる．

関節可動域訓練は自動運動より開始するが，疼痛と腫脹により患者は動かし方がわからないと表現することが多い．そのため，愛護的な自動介助運動により運動方向の誘導を行い，徐々に自動運動へと移行する．

術後早期より約2週間の炎症期には，外傷の程度により異なるものの，浮腫の軽減と疼痛の緩和を主に行い，それらが軽減すれば関節可動域は自然と拡大していく．

大山ら[30]は，不安定型橈骨遠位端骨折における術後可動域は，約2週より4週にかけて改善率が最も高く，10週までは緩徐な改善傾向を示したと述べている．また，桂ら[31]は，段階的なハンドセラピィパスにより術後6週で目標値に到達したと述べている．

これらの報告から関節可動域は術後2〜6週間のゴールデンタイムに拡大する必要がある．

日常生活動作指導および訓練

現在，橈骨遠位端骨折患者は術後早期に退院する傾向にあり，早期より日常生活で患手の使用を必要とするが，どの程度の使用を許可するかは判断に困るところである．長田[12]は関節外あるいは関節内骨折でも遠位骨片が十分強固に固定できた例では500g以下の物を持つことは許可し，食事や衣服の着脱等，日常生活動作での使用を積極的に行わせると述べている．著者は医師と十分に相談したうえ，「手をついて起き上がる」，「重い物を持つ」，「タオルを絞る」以外は，患者の生活背景を考慮したうえ，条件つきで日常生活による手の使用を許可している．外来通院の経過により，時には特定の動作について使用制限

図7 二次的合併症の発生機序

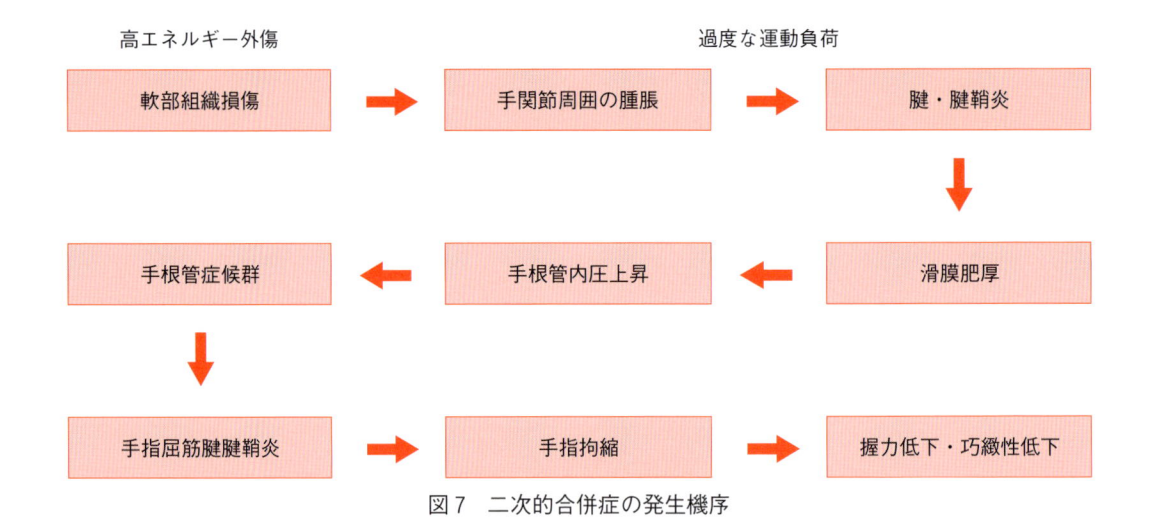

成績不良へと導く二次的合併症の予防

橈骨遠位端骨折時,骨に隣接する腱を含めた軟部組織に損傷が生じ,手首周囲は腫脹する.このような炎症期に早期運動療法は開始されるが,外傷の程度が重度な場合や過度な運動負荷により骨折部周辺の腱・腱鞘は炎症を起こし,手根管内圧が上昇し,手根管症候群を呈することがある(図7).

伊坪ら[20]は,高エネルギー外傷による橈骨遠位端骨折で,特にAO分類Cタイプでは,1週以内に手根管症候群が発症する可能性がある.それは,低エネルギー外傷による関節外骨折に比べて,局所の腫脹が高度で,かつ骨折部が手根管に近いため手根管の内圧上昇が起こりやすいためであると述べている.

また,手根管症候群の症状があるものでは,手指屈筋腱腱鞘炎を生じることが多く[32],術後早期の手全体の腫脹も助長し,手指はますますこわばりを増し,ついには手指拘縮を生じる.手指拘縮が残存すれば,硬くこわばった手となり,巧緻性の低下や握力低下を生じることとなる.

これらを予防するためには,炎症期における運動負荷の見きわめが重要であるが,視診・触診等では不十分で,実際に内部ではどのような状態なのかを知る必要がある.そこで,軟部組織の状態を"見える化"するツールが超音波検査装置(以下エコー検査)であり,近年手外科分野においてもその有用性が多数報告されている[33].

著者らは,橈骨遠位端骨折後の患者に対し定期的にエコー検査を行い,手根管内の屈筋腱および正中神経の状態を観察してきたが,興味深い所見が得られた.

手関節周囲に外傷の既往のない者と比較すると,手根管内での屈筋腱および正中神経の自由度が少なく,窮屈な状況で腱滑走をしているのが動態観察により確認できる(図8).

また,骨折部より手根管内にかけての屈筋腱および屈筋腱腱鞘の腫脹と,カラードプラ法により炎症所見が観察される.

炎症期における屈筋腱の過剰な運動により手根管内で機械的摩擦が生じ,それに手関節の掌背屈運動がさらに屈筋腱へ負荷をかけることで,屈筋腱および屈筋腱腱鞘は腫脹し,

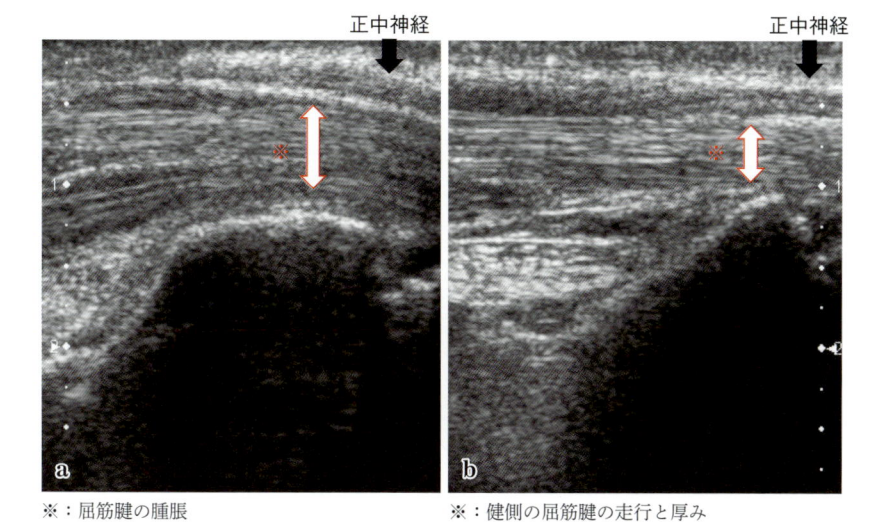

※：屈筋腱の腫脹　　　　　　　　※：健側の屈筋腱の走行と厚み

図8　手根管内の屈筋腱と正中神経の観察
a：罹患側，角状変形した橈骨遠位端（掌側面），b：健側

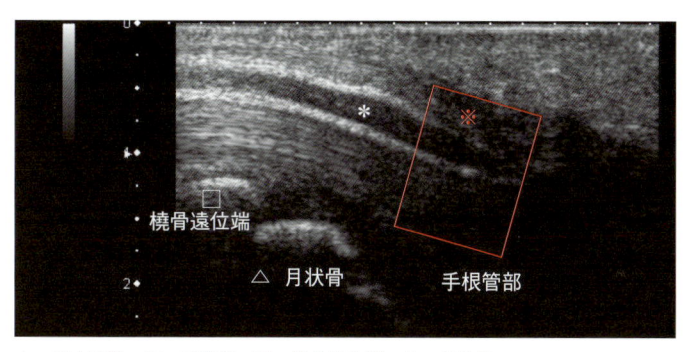

＊：正中神経　　※：圧迫部　　□：橈骨遠位端　　△：月状骨

図9　手根管内での正中神経圧迫

滑膜炎を生じていると考える．これら滑膜炎は腱の癒着を引き起こすだけでなく，滑膜肥厚に伴い手根管内圧を上昇させ，正中神経は屈筋腱と横手根靱帯の間に挟まれ扁平化し（**図9**），手根管部が表面からも膨隆して見える．この状態が継続すると手のアーチは破綻し，手指の巧緻性低下へとつながると考える．

また，手指屈筋腱腱鞘に沿って観察をすると，健側と比較して腫脹していることがわかる．特に手にこわばりを訴える患者においてはA1プーリー部に腱鞘炎を観察することがしばしばである．

宮坂ら[34]は手根管症候群の手のこわばり現象について，手根管レベルでの屈筋腱腱鞘滑膜肥厚を示す症例では手の屈曲障害を高率に伴うと報告した．

最も多い愁訴の一つに握力低下が挙げられるが，これは筋萎縮によるものだけではなく，腱の癒着や筋出力の不均衡，手指のこわばりおよび手指拘縮によるものが大きいと考える．また，手指の拘縮は手のしなやかな動きを阻害し，家事動作や趣味活動を制限するこ

ととなるため，成績不良へと導く二次的合併症を十分念頭においたアプローチが重要となる．

◆ 手根管症候群の症例

症例 A

70代，女性．掃除中に椅子から転落受傷し，手術目的のため入院．AO分類A3タイプ．術後リストサポーター固定にて，翌日より手指・肘・肩関節の可動域訓練を開始．術後2週目より愛護的な手関節自他動運動を開始し，おはじきつまみ等の低負荷でのpinch訓練も実施．術後3週目には手指の腫脹も左右差がほぼ消失し，手指の動作時痛，手指・手関節の他動伸展による伸張痛も消失．可動域訓練（自/他動）では手関節掌屈45°/60°，背屈55°/70°の可動域の改善がみられ，自宅退院となった．外来通院となり，術後6週目ごろより自宅内家事動作において把握時の痛み（VAS：5）の訴えが聞かれ，手指・手関節の他動伸展時に手掌部の伸張痛と，手根管症候群の誘発テストを行ったところ，陽性であった．そのため主治医に相談し，昼夜，安静目的にカックアップスプリントを使用し，自宅内においての積極的な患手の使用を制限し，外来通院の際に可動域と疼痛所見を確認．結果，10週目に手掌部の動作時・伸張時痛ともに消失し，仕事へも復帰した．

症例 B

40代，男性．交通事故による高エネルギー外傷でAO分類C3タイプ．掌側ロッキングプレート固定施行．術後5週で掌屈50°/60°，背屈65°/70°と良好な可動域を獲得した．しかし，可動域が増加するとともに手関節周囲の腫脹が増大し，正中神経障害の症状が再燃した．エコー検査にて手根管部で正中神経の扁平化が観察された．また，屈筋腱は肥厚し横手根靱帯は押し上げられていた．

仕事において，デスクワークが中心でパソコン操作を長時間行う場合，キーボードを打つときやマウスを操作するときに手関節は軽度背屈し，手根管部は手指の操作性を発揮するための支点となり圧迫されることが多い．この状態が継続されると手根管内圧は上昇し，正中神経症状が誘発されると考える．

また，手関節の可動性が良好であるため，繰り返しの手関節運動により屈筋腱への機械的刺激が増加し，屈筋腱の腫脹が生じ，正中神経を圧迫したと考えている．

症例Aと同様，昼夜，安静目的にカックアップスプリントを使用し，パソコン操作の指導をしたところ，数日で症状は軽快し，11日後の来院時には症状が消失していた．

宮本ら[35]は骨転位を認めない橈骨遠位端骨折においても手根管症候群と手指拘縮を生じたと報告しており，その要因の一つに閉経期や更年期障害等があり，職場復帰のための手のoveruseと積極的な自主訓練，可動域拡大目的のon hand等の作業療法が重なったことも要因と考察している．

早期運動療法による炎症期の過度な手関節運動は手根管内圧を上昇させ，屈筋腱および屈筋腱腱鞘の腫脹を引き起こし，手根管症候群の引き金となることがあるため，注意が必要である．

◆ 臨床成績評価法

橈骨遠位端骨折の機能評価としては，斉藤の分類や Mayo score が用いられることが多いが，その内容は医師側の観点から行われる客観的評価に重点がおかれ，患者自身の主観的評価や日常生活動作障害は反映されにくい[36]．

そのため，わが国では 2004 年（平成 16 年）より，DASH[37] という手関節のみならず上肢を一つの機能単位と捉え，患者が自己を評価する患者立脚型評価法が導入されるようになった．

われわれセラピストは，患者の真の満足度を評価するためのツールとして，機能評価と同様に患者立脚型の定期的な評価を行う必要があると考える．

◆ おわりに

橈骨遠位端骨折に対するハンドセラピィにおいては，痛みのない"生活できる手"の再獲得が最大の目的であるが，それと同時に"しなやかで美しい手"の再獲得が重要である．そのためには合併症の中でも頻度の多い手指拘縮を早期より予防するために"適切な時期に適切なセラピィ"を行う努力を怠らないことが最も重要であると考える．

著者らは「手は硬く治してはならない」という言葉を念頭におき，日々のセラピィを行っている．

◎文献

1) 清重佳郎：中高年女性橈骨遠位端骨折に対する condylar stabilizing 法．日手会誌 19：6-9，2002
2) Orbay JL, et al：Volar fixed-angle plate fixation for unstable distal radius fractures in the elderly patient. J Hand Surg Am 29：96-102，2004
3) 林 央介，他：橈骨遠位端骨折の機能評価法に関する検討．日手会誌 24：228-231，2007
4) 岡崎真人，他：掌側ロッキングプレートによる橈骨遠位端骨折の治療成績―114 例の無記名アンケート調査．日手会誌 27：61-65，2010
5) Gartland JJ Jr, et al：Evaluation of healed Colles' fractures. J Bone Joint Surg Am 33：895-907，1951
6) 上羽康夫：手―その機能と解剖，第 4 版．金芳堂，2006
7) 阿部 薫，他：手指・手関節拘縮に対する保存療法．MB Med Rehabil 95：28-32，2008
8) 石黒 隆：リハビリテーションに必要な手指・手関節の機能解剖とその応用．MB Med Rehabil 95：1-6，2008
9) 酒井昭典：橈骨遠位端骨折の治療戦略―疫学・骨粗鬆症との関連性．関節外科 28：1026-1029，2009
10) DePalma AF：Management of Fractures and Dislocations―An Atlas, vol 1, 2nd ed. 1970
11) 津下健哉：手の外科の実際，第 6 版．南江堂，p139，1985
12) 長田伝重：高齢者橈骨遠位端骨折の治療―掌側ロッキングプレート固定とノンロッキングプレート固定との比較．MB Orthop 23：7-14，2010
13) 古田和彦，他：橈骨遠位端骨折の術後成績を左右する因子についての分析（第 1 報）―手関節可動域，握力，DASH．日手会誌 27：571-574，2011
14) Cooney WP 3rd, et al：Complications of Colles' fractures. J Bone Joint Surg Am 62：613-619，1980
15) 多田 博：橈骨遠位端骨折の術後合併症．日手会誌 21：549-551，2004
16) 国立真以，他：橈骨遠位端骨折に対する掌側ロッキングプレートの術後合併症．日手会誌 25：805-807，2009
17) 善家雄吉，他：Colles 骨折に対する掌側ロッキングプレートを用いた早期運動療法の術後臨床成績不良症例の検討．日手会誌 26：230-233，2010
18) Richards RS, et al：Arthroscopic diagnosis of intra-articular soft tissue injuries associated with distal radial fractures. J Hand Surg Am 22：772-776，1997
19) Lindau T, et al：Intraarticular lesions in distal

fractures of the radius in young adults—a descriptive arthroscopic study in 50 patients. J Hand Surg Br 22：638-643, 1997
20) 伊坪敏郎, 他：橈骨遠位端骨折の治療戦略—橈骨遠位端骨折の後遺症　手根管症候群/腱皮下断裂/複合性局所疼痛症候群/変形性手関節症および変形治癒障害. 関節外科 28：1111-1116, 2009
21) Fernandez DL, et al：Fractures of the distal radius. Green DP, et al (eds)：Green's Operative Hand Surgery, 5th ed. Churchill Livingstone, 2005
22) Drobetz H, et al：Osteosynthesis of distal radial fractures with a volar locking screw plate system. Int Orthop 27：1-6, 2003
23) Bacorn RW, et al：Colles' fracture—a study of two thousand cases from the New York State Workmen's Compensation Board. J Bone Joint Surg Am 35：643-658, 1953
24) Palmer AK：Fractures of the distal radius. Green DP (ed)：Operative Hand Suergery, 2nd ed. Churchill Livingstone, pp991-1026, 1988
25) 森谷浩治：高齢者橈骨遠位端骨折に合併した三角線維軟骨複合体損傷. MB Orthop 23：65-71, 2010
26) 古田和彦, 他：掌側ロッキングプレートを用いた橈骨遠位端骨折術後に外固定は必要か？ 日手会誌 26：245-248, 2010
27) 竹内佳子, 他：橈骨遠位端骨折早期群・固定群の比較とADLに及ぼす因子の検討. 第23回日本ハンドセラピィ学会学術集会, 2011
28) 松岡絵美, 他：橈骨遠位端関節内骨折の作業療法の課題. 第23回日本ハンドセラピィ学会学術集会, 2011
29) 安部幸雄：橈骨遠位端骨折に伴う手根部軟部組織損傷の分析. 骨折 28：414-418, 2006
30) 大山峰生, 他：橈骨遠位端不安定型骨折におけるハンドセラピィ. 日本ハンドセラピィ学会 (編)：ハンドセラピィ3—骨折I：前腕・手部, メディカルプレス, pp49-68, 1994
31) 桂　理, 他：橈骨遠位端骨折術後ハンドセラピィパスの有効性について—第2報　手関節可動域および矯正損失における追跡調査. 日手会誌 27：256-258, 2010
32) 森田哲正, 他：手根管症候群と狭窄性腱鞘炎. MB Orthop 20：65-74, 2007
33) 中島浩志, 他：手の外科における超音波検査の有用性. MB Orthop 19：25-33, 2006
34) 宮坂芳典, 他：手根管症候群例の手のこわばり現象 (屈筋腱腱鞘滑膜肥厚との関連について). 日手会誌 23：S191, 2006
35) 宮本千里, 他：骨転位の見られない橈骨遠位端骨折後に手根管症候群を発症した一症例. 作業療法 24 (suppl)：278, 2005
36) 山部英行：高齢者橈骨遠位端骨折に対する保存的治療の成績. MB Orthop 18：9-13, 2005
37) 日本手の外科学会機能評価委員会：DASH—JSSH Version. 日本手外科学会, 2004

10 筋萎縮性側索硬化症における上肢機能へのアプローチ

南雲浩隆(東京都立神経病院, OT), 田中勇次郎(東京都作業療法士会, OT)

◆ はじめに

筋萎縮性側索硬化症（amyotrophic lateral sclerosis：ALS）は，全身の筋力低下と筋萎縮を主症状とする神経疾患であり，呼吸筋に筋力低下が及んで重篤な呼吸不全をきたした状態では生命の維持が困難となるため，人工呼吸器による管理が必要となる．近年，わが国では，肺胞性の低換気に対して気管切開下陽圧換気（tracheal intermittent positive pressure ventilation：TPPV）の人工呼吸器を導入することにより，10年以上の長期にわたり地域療養を送る者が増加している．これは医師を中心とする多専門職ケアチーム（multi-disciplinary care team）のもとでの，人工呼吸器管理や栄養面等の包括的対応による成果のたまものである．また緩徐な身体機能低下の経過をたどる症例では，療養生活において自己の役割や興味を日々の活動の中心に据えることで，QOLを保ちながら生き生きと生活を謳歌する者も多い．

ALSという疾患の特徴を，活動そのものに焦点をあてて考えると，病態により上肢機能は筋自体の特性を十分に発揮することが困難な状況に陥っている状態にあるといえる．したがって，その場合には日常生活において活動の根幹となる身体機能の残存能力を十分に活用できるよう調整する必要があり，活動の継続等，能力を行使するために不可欠な要因であることがわかる．また，上肢機能を生活場面で用いること自体が，身体機能を維持し，症状の進行を遅延させる結果をもたらす必須の対応でもある．さらに，ALS上肢機能へのアプローチにより最大限に潜在能力を発揮できるよう身体機能を調整することは，機能代償として福祉用具・機器の活用・導入による補完的対応，ひいてはQOLといった活動に連動する根本的な対応を行ううえでも重要である．

本稿では，まずALSの概要について整理し，続いて上肢機能へのアプローチを実施する際に必要な知識をまとめ，障害をもちながら自己能力を最大限に活用して生活を継続するために有効なアプローチ，特に軽度～中等度の障害への指導・訓練について解説した．そして最後に症例をもって具体的な対応を紹介する．

表1 運動ニューロン疾患（MND）の分類と進行度（文献1より改変して引用）

MNDの分類	障害部位					進行度
	上位運動ニューロン（錐体路徴候：深部・病的反射亢進，クローヌス，痙性）	下位運動ニューロン（筋力低下，筋萎縮，線維束性攣縮）				
		1 脊髄前角運動細胞（頸・胸・腰・仙髄）	2 三叉神経運動根（Vm）・顔面（VII）神経	3 舌咽（IX）・迷走（X）・副（XI）・舌下（XII）神経		
1. 筋萎縮性側索硬化症（amyotrophic lateral sclerosis：ALS）	○	○ ○ ―	―			個人差大
2. 原発性側索硬化症（primary lateral sclerosis：PLS）	○	―	―			緩　徐
3. 脊髄性筋萎縮症（spinal muscular atrophy：SMA）	―	○	―			個人差大
4. 進行性球麻痺（progressive bulbar palsy：PBP）	―	―	○			個人差大
5. 球脊髄性筋萎縮症（SMA+PBP）（spinal and bulbar muscular atrophy：SBMA）	―	○	○			個人差大

○：障害部位　下位運動ニューロンの障害部位：1 頸部・四肢・体幹筋群，2 顎，顔面，口蓋，舌，咽頭筋，3 球症状（構音・嚥下障害）

ALSとは

ALSの概要

ALSは，運動ニューロン疾患（motor neuron disease：MND）に属し，急速に全身の筋力低下と筋萎縮をきたす疾患である．発病率は10万人あたり2人程度と非常にまれな疾患で，男女別では3：2と男性に多い．約10％が遺伝性で，それらの約20％の症例に遺伝子異常を認める．

発症年齢は特に50代以降に多く，上位運動ニューロン（大脳皮質運動野から脳幹下部の運動性脳神経核，脊髄前角細胞までの経路）や下位運動ニューロン（運動性脳神経核，脊髄前角細胞から末梢の筋までの経路）が選択的・系統的に障害される神経変性疾患として難病に指定されている．

ALSはMNDの範疇に属するが，通常これらすべての疾患を総称して"ALS"と呼ぶことが多い．MNDの疾患分類は，障害部位が上位運動ニューロンであるか下位運動ニューロンであるかという病変部位によるもので，上位運動ニューロンの損傷は，錐体路徴候として深部・病的反射亢進，クローヌス，筋緊張の亢進を，また下位運動ニューロンの病変は筋緊張低下による筋力低下，筋萎縮，線維束性攣縮を発現させる（**表1**[1]）．つまり正式には"ALS"はこれら上位・下位運動ニューロンが共に損傷された病態である．本稿ではMNDが一般的に"ALS"の名称で用いられていることを受けて*ALS*と表記することとする．

*ALS*は初発症状によって**表2**の通り4分

表2 ALSの初発症状による分類

発症タイプ	特徴
1. 上肢型	筋力低下，筋萎縮は，手内筋等の一側上肢の遠位部から始まる．その後，反対側上肢，両下肢，体幹と次第に全身に広がり，その間に言語障害，嚥下障害等の球麻痺症状や呼吸筋麻痺が加わるもので，発症のタイプとして最も多い
2. 下肢型	筋力低下，筋萎縮が下肢遠位筋から始まり，次第に筋力低下が上向して全身に波及する
3. 球麻痺型	舌の萎縮による構音・嚥下障害が出現し，続いて四肢体幹に筋力低下が発現する
4. 呼吸筋麻痺型	呼吸筋に筋力低下，筋萎縮がみられ呼吸機能が低下する

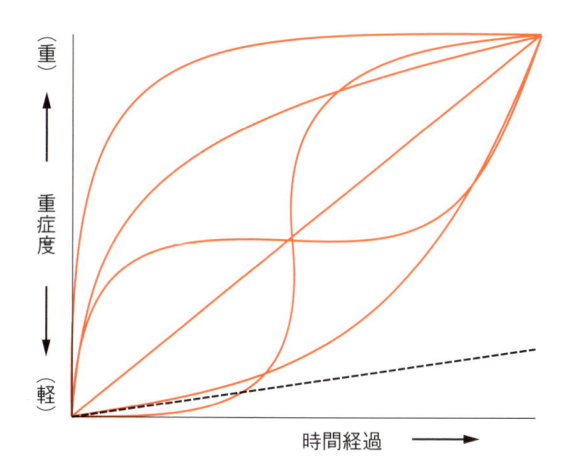

図1 運動ニューロン疾患（MND）における筋力低下・筋萎縮の時間経過イメージ
（文献4より引用）

―：ALS，SMA，PBP，SBMA　----：PLS

類され，1. 上肢型が最も多い．その他，2. 下肢型，3. 球麻痺型，4. 呼吸筋麻痺型が代表的なタイプで，最近これら以外では認知症による疾患分類もなされている．

ALSの進行度・重症度

ALSの進行度は，一般的に個別性が大きいという特異性が知られている．しかしながら，原発性側索硬化症（primary lateral sclerosis：PLS）においては進行度が緩徐であり，痙性はあっても筋萎縮がなく筋力自体は比較的よく保たれるため，他のALSより進行が遅く機能的予後は比較的良好である[2]．また，眼球運動を含むすべての随意筋が麻痺し

た状態は，"完全な閉じ込め状態"（totally locked-in state：TLS）と呼ばれる．このTLSに至る者の特徴は，発病後6カ月間内に"四肢"，"橋・延髄（球）"，"呼吸"および"外眼運動系"の4随意運動系のうち同時に2系列以上に麻痺がみられる複数同時麻痺型が70％であり，さらに，これらのうちTPPV装着後5年以上の者18.2％がTLSと[3]，病状進行の概要を予測することができる．図1[4]にMNDにおける筋力低下・筋萎縮の時間経過イメージを示した．

ALSの病態の特徴としては，筋萎縮を伴う筋力低下の程度は身体部位で異なり，個人差が大きいことが挙げられる．さまざまな身体部位において筋力低下からのADL障害を生じるため，対応は個別に行う必要がある．また，重症度は7段階に分類され，重症度1〜3の軽度障害は"発症期"，4・5の中等度障害は"療養移行期"，さらにベッド臥床状態，呼吸管理が必要となる重症度6・7は"療養期"と3期に分類され，この3分類にもとづいて問題点を整理すると具体的な対応内容をまとめやすい（図2[4]）．

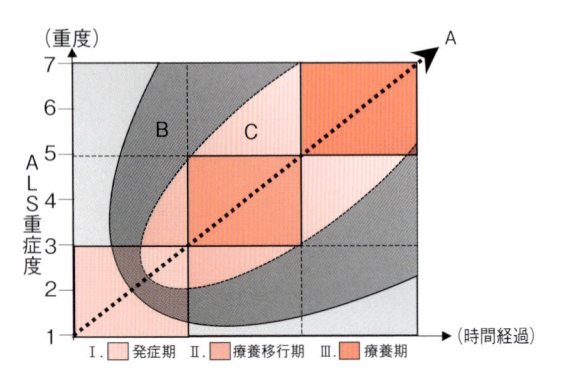

A ——→：維持的機能訓練（筋力，持久力，関節可動域維持，廃用症候群予防），心理面の配慮，QOL 維持・調整（意向確認，遂行機能・環境整備）
B ◯：ADL，APDL 対応
C ◯：スイッチ，福祉用具・機器の適合導入

図2　ALS の病期・重症度と作業療法の内容
（文献4より一部改変して引用）

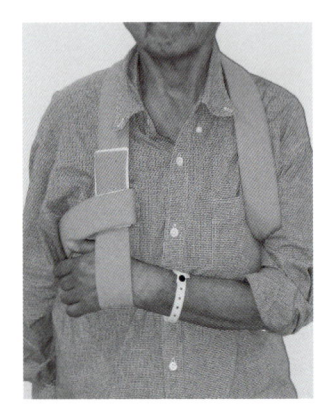

図3　アームスリング

ALS における上肢機能の特徴

上肢の構造と代償動作

　上肢はいわば支柱である体幹の上端に連結する構造であるため，動作時には体幹の安定性が関与するという特徴をもっている．これは上肢動作が，体幹を基盤とした頭頸部，下肢と連動しながら機能するという，複合的な協調動作により活動が保障されていることを意味している．発症当初，筋力低下をきたした筋が関与する関節運動は，他の筋によって補完され遂行が無理なくなされる．しかし筋力低下が顕著になると，どうにも補いきれず代償的な努力性動作を伴って，徐々に本来の機能を果たすことができなくなる．

疼痛・残存機能維持への対処法

　上肢型は，一側上肢の遠位部手指から筋力低下をきたすが，手指と比較すると肩甲帯周囲の筋力低下は顕在化しない．しかし次第に近位筋群の筋力低下は進行し，上肢挙上が困難な時期を経たのち手指は分離動作が低下して，最終的に手指単指の屈伸動作のいずれかが残存する状況となる．このとき，上肢機能は廃用であっても自立歩行が可能な症例もみられ，上肢帯の重量を支える棘上筋，挙下筋，僧帽筋上部線維は過伸張により違和感や倦怠感，さらに疼痛症状から日常生活場面において支障をきたすことがある．対応は三角巾やアームスリング（**図3**）の導入が有効である．

　また，上肢帯は物品の操作において機能的動作の中核を担っており，上肢の運動は多くの筋群が関与する可動性優位の関節であるため，筋萎縮部位周囲はアライメントが乱れやすく，さらに努力性の動作が誘因となり疼痛を招くことも多い．このような状況時の ALS 上肢機能への対応について**図4**に示した．対応の手順は，進行度が早急な場合を想定して3ステップを反復して行う．まず"STEP 1：評価"により問題点を整理して身体機能面と ADL における福祉用具導入に向けた短期・長期目標を設定し，方向性を確認する．次に"STEP 2：維持的機能訓練"により，筋力，筋・軟部組織の柔軟性と関節可動域の維持を行う．そして最後に"STEP 3：補完的対応"により，残存筋を活用した自助

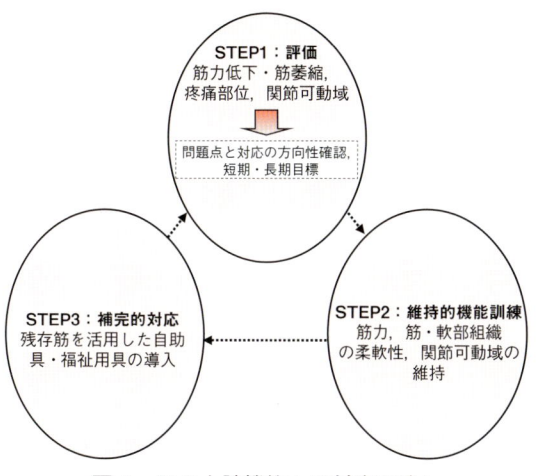

図4　ALS上肢機能への対応の流れ

STEP1：評価
筋力低下・筋萎縮，疼痛部位，関節可動域

問題点と対応の方向性確認，短期・長期目標

STEP3：補完的対応
残存筋を活用した自助具・福祉用具の導入

STEP2：維持的機能訓練
筋力，筋・軟部組織の柔軟性，関節可動域の維持

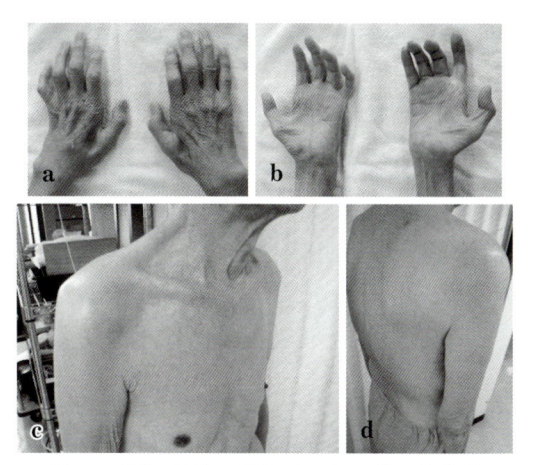

図5　手指，頸部～肩周囲，肩甲帯の筋萎縮
a：手背面，b：手掌面，c：体幹上外側面（前面），
d：体幹上外側面（後面）

具・福祉用具を試用して導入する．

筋萎縮（手指，頸部～肩周囲，肩甲帯）

　ALSの筋萎縮の状況を図5に示した．手背面では虫様筋等の骨幹筋の筋萎縮が顕著にみられる．また手掌面では母指球筋，小指球筋を主とした全般的な手内筋萎縮のために手掌断面が痩せて扁平化をきたす．さらに体幹上部の筋萎縮は，頸部から肩甲帯・肩周囲にかけて本来であれば筋腹自体による立体的な体格が，平板化の様相を呈することとなる．

◆上肢機能と頸部の陥りやすい状況

代償的な努力性動作による活動性低下

　上肢運動時の代償的な努力性動作は，筋力低下の症状が出現してから確定診断までの"発症期"に疼痛を伴うことで問題となることが多い．筋力低下により運動機能が制限され上肢の挙上が困難になってくると，従来の機能を保持しようと残存筋による共同運動パターンを活用することとなり，残存筋群への負担が増して疲労しやすい状態となる．

　また，筋力低下に対処しようと自己判断から過度な筋力トレーニングを行えば継続的な筋痙性や疼痛を発現させ，さらに疼痛が重篤となれば，生活自体が疼痛のために制限される．つまり，残存筋の過用は筋疲労による違和感・倦怠感，さらには継続的な筋緊張の亢進につながり，痙性の重度化による疼痛の重症化は，動作自体に支障をきたして日常生活において活動が制限される．

上肢帯と肩関節の疼痛

　肩周囲に疼痛をきたす原因は，大別すると筋自体の低緊張という筋組織自体の脆弱化によるものと筋緊張亢進による痙性を原因とするものに分類される．

　低緊張性の疼痛は，運動性を欠いた低緊張状態の筋が，上肢帯の自重により過伸張をきたした状況であり，さらに筋自体の運動性の低下による筋肉のポンプ作用が不十分な循環障害が原因となっている．また，この弾性を欠いた状態は外力による筋自体の損傷を招き

やすい．

痙性による疼痛は，棘上筋，棘下筋，上腕筋，三角筋前部等，肩関節周辺や肩甲帯上部に現れやすく，対処しなければ疼痛が増悪する場合もみられる．したがって疼痛があれば，維持的機能訓練に加えて身体状況を自己管理できるように自主トレーニングの指導を行い疼痛を解消すべく対応する．

首下がりについて

首下がりは筋力低下のために，頭部の重さを支えることができず，頸部を自力で保持することが困難な状態である．自覚症状は，はじめ自動車の乗車時に頭頸部が不安定となり，疼痛を伴って問題が表面化することが多い．

対応は頸椎装具のヘッドマスターカラー（頸椎カラー）等，頭頸部の固定時に可動性を伴う装具が望ましい．しかし，それでも適合する場合は限定的であり，車いす乗車・ベッド臥床等，生活状況で用いる肢位ごとに，タオルやウレタンフォーム等のクッション素材を活用した繊細な調整が必要である．

◆ 維持的機能訓練

維持的機能訓練の概要

上肢の筋力は，筋活動を伴う四つ這い動作や車いす操作が可能な時期までは比較的維持されやすい．一次的機能障害による筋力低下は，同時に身体持久力の低下をもたらし，いわゆる行動体力が制限される．行動体力は日常生活における活動状況と関連するため，筋力の維持が日常生活自体に影響を及ぼす．そして長期経過においては廃用症候群に留意する．つまり体力とADLの活動状況は密接に関連し，疾患からの一次的機能障害に体力低下が加わると，さらなる活動制限が助長される[5,6]ことに注目する必要がある．

また，ALSに対する筋力負荷運動は，筋力の維持のみならず，ALS機能評価スケール（ALS functional rating scale-revised：ALSFRS-R）による調査からQOLへの効果が報告されており[7]，維持的機能訓練は，廃用症候群と二次的機能障害を予防するため発症初期から指導する．

対象者には転倒に注意しながら，起立訓練や歩行訓練を中心とした抗重力筋への訓練と上肢・手指のストレッチ，関節運動を伴う粗大動作に適度な負荷を加えての機能訓練を行う[8]．特にオーバーワークに留意し，後日の継続的な状況を評価して負荷量を調整する等，慎重な対応を行わなければならない．

負荷と回数について

訓練の負荷・回数は個人差が大きく，後日疲労感が残らない訓練内容の実施が原則であるが，一般的に筋力増強の負荷は，最大筋力の40～50％以上が必要であり，全身持久力の向上には最大酸素摂取量の40～60％以上の運動負荷強度が必要である[9,10]．筆者らの経験では，負荷は当初最大筋力の30％程度から始めて，後日の様子を評価しながら順次40％程度まで漸増する慎重な対応を行うのがよいと考えている．

このとき，負荷と運動量の指標は，主観的運動強度（rating of perceived exertion：RPE）によるBorg（ボルグ）指数[11]を用いると，体力維持・向上における簡便な運動負荷強度を体感負荷として適切に保つことができる．Borg指数は，11（比較的楽である）～14（や

表3　Borg指数（主観的運動強度：RPE）
（文献11より引用）

6	（安　静）	
7	非常に楽である	very, very light
8		
9	かなり楽である	very light
10		
11	比較的楽である	fairly light
12		
13	ややきつい	somewhat hard
14		
15	きつい	hard
16		
17	かなりきつい	very hard
18		
19	非常にきつい	very, very hard
20	（限　界）	

RPE：rating of perceived exertion

表4　神経筋疾患における運動負荷時の注意点
（文献12より引用）

- 病態の比較的安定した時期に実施する
- 筋力増強は遠心性筋収縮より求心性筋収縮で行う
- 一度に長時間の運動は避け，短時間の運動を何回かに分けて実施する
- 運動強度は"ややきつく感じる程度"までとする（RPE等の活用）
- 翌日に疲れが残らず，筋痛を生じない運動強度・回数とする
- 握力，運動時の心拍数等，筋力の推移を継続して評価する（異常のモニターとして）
- 筋力低下等の異常があれば，その程度に応じて運動強度を下げたり，運動を中止する
- 血清クレアチンキナーゼ（CK）濃度，C反応性蛋白等の検査値の変化に注意する
- 運動中の患者の状態を観察する（呼吸状態，表情，発汗の程度，パフォーマンスの変化等）
- 運動後のクーリングダウンやストレッチを行う

やきつい）程度の運動強度が目安であり（**表3**[11]），ALSにおける負荷の目安は，「少しきつく感じる程度」の運動強度（負担を感じるが余力がある程度）が体力の維持・向上に適している[12]．

運動の反復回数は，米国スポーツ医学会の筋力トレーニング指標によると，高齢者の場合1セット8～10回の運動を少なくとも1セット，RPE13～14のややきつい（somewhat hard）負荷が必要であり，週2回以上の頻度で実施し，途中休みを2日とることが推奨されている．しかしながら，ALSでは，訓練による過負荷は過用性筋力低下（overuse muscle weakness）によって逆に筋力や身体持久力を損なう危険性があるため，特に慎重な対応が必要である．筆者らは対応の初期時にRPE13～14の"ややきつい"を10回×3セット程度，途中に休憩を入れて，ゆっくりと時間をかけて行い，終了後にはクールダウンを兼ねてその他の対応を実施している．また，負荷訓練が適切な内容であるかどうかは，翌日の筋自体の違和感や疼痛の有無とその経過を総合的に判断する必要があり，特に疼痛を発現させることは禁忌である．具体的な指標としては，血液検査で筋疾患の指標となる血清クレアチンキナーゼ（CK）値の上昇に留意する（基準値は，男性：40～200 IU/l，女性：30～120 IU/l）．**表4**[12]に神経筋疾患における運動負荷時の一般的な注意点を示した．

維持的機能訓練の実際

●関節可動域の確保

立位バランスが良好で転倒の危険性がない場合には，**図6a**の"立位における複合的協調動作"を指導する．

また座位は筋力が低下しても比較的転倒なく安全に活動を行える有利な姿勢であり，さらに立位よりも下肢への負荷を低減させて訓練ができる利点がある．座位において上肢の残存機能を活用した運動を行うには，体幹軸を基盤とした上肢帯・体幹・頸部・殿部・足底支持の連動したバランス能力による連携する体重移動からの協調動作が必要である．

図6bに"座位における複合的協調動作"を示した．これは上肢の屈伸運動を体幹・頸

a：立位における複合的協調動作（上肢・頸部・体幹・下肢の連携）

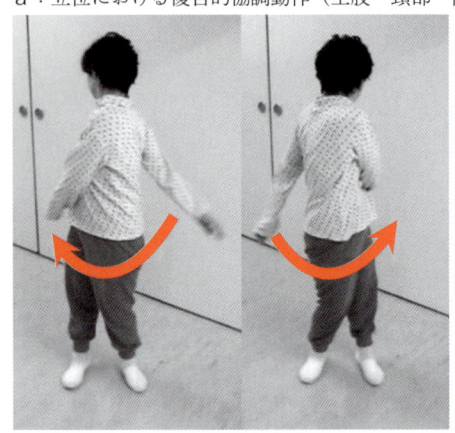

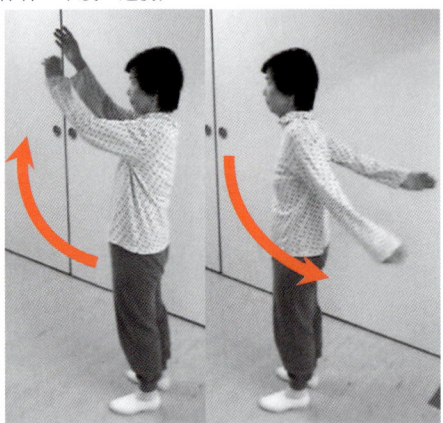

①体幹・頸部の回旋　　　　　　　　　　　　　　②肩関節の屈伸

b：座位における複合的協調動作（上肢・頸部・体幹・殿部・下肢の連携）

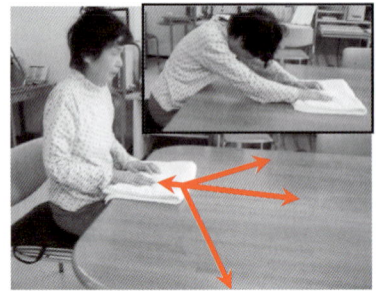

①両上肢の屈伸（前方・左右方向へ）　　②単上肢の屈伸：左右交互（前方・左右方向へ）　　③単上肢の交互回転：左右交互

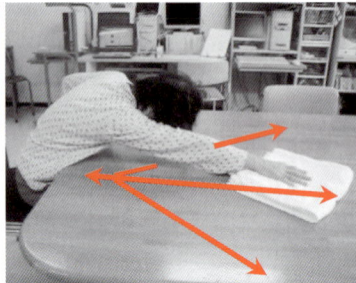

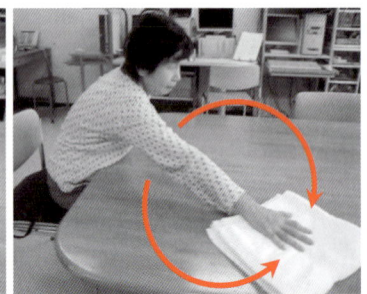

c：上肢帯・肩甲帯の徒手的ストレッチ

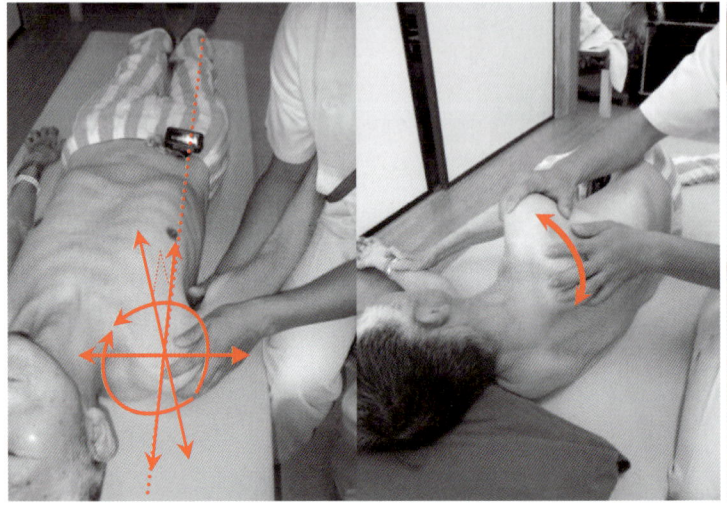

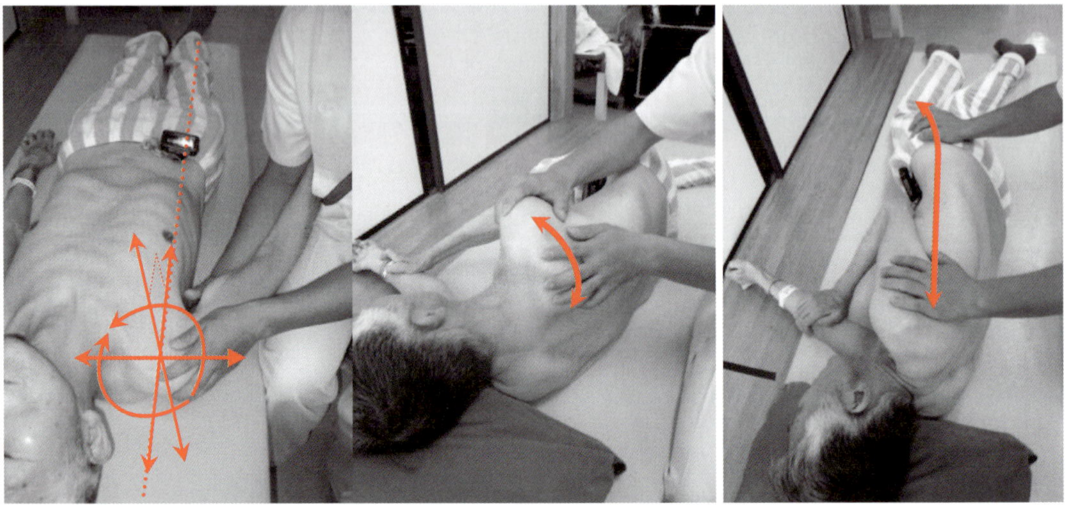

①肩甲帯の可動域拡大：挙上・下制，回旋，内外転（左：背臥位，右：側臥位）　　②上部〜腰部体幹の伸張と回旋

図6　ALSに対する維持的機能訓練

部と連動させて行う基本的な動作訓練であり，机上における上肢の前方伸展時に，体幹・頸部を連動させて屈曲動作を行う．当初負荷はかけずに，稼働できる必要最小限の筋力をもって，ゆっくりとしたスピードから始め，前方4カウント，戻るとき4カウントといった8拍子をもって行うとよい．

また，疼痛が顕著な場合や関節可動性が低下しているときには図6cの"上肢帯・肩甲帯の徒手的ストレッチ"を実施した後に，疼痛を生じない範囲から徐々に可動域を拡大させる目的で行う．この"座位における複合的協調動作"は筋力低下が軽度の場合，重錘等を用いた負荷による対応を行う場合もあるが，過用による疲労を配慮すれば，荷重はあまり用いないほうが経験的によいと思われる．なお，重症度が高く全身に筋力低下が進行したベッド臥床状況の症例に対しては，一般的な関節可動域維持目的の訓練を実施する．

● 努力性動作から正常筋緊張を伴う動作へ

特に努力性の代償運動パターンを用いての動作が習慣化している場合，疼痛を伴うことがよくみられる．このようなときには，"ALSに対する維持的機能訓練（図6）"を状況に応じて適宜選択して実施する．動作は可能なかぎり身体の一部でなく全体を用いて実施できることを目的とし，上肢の異常な代償パターンを緩和・低減させる．

また，絶対的な筋力低下により，代償パターンを用いた動作がみられれば，全身の筋群を協調的に無理なく使用できるよう複合的協調動作による対応を行い，並行して痙性についての知識や対処法，過用性筋萎縮，疼痛，疲労についてオリエンテーションにより情報を供与する．

● 上肢帯，肩甲帯の徒手的ストレッチ

上肢帯は自由度が高いがゆえに安定性に乏しい関節であり，動作に関与する筋の種類も多い．そのため特定の部位に筋緊張の亢進した痙性筋を認めて疼痛をきたす場合がある．自身で筋緊張を低減させて柔軟性を回復させることは困難であるため，"上肢帯・肩甲帯の徒手的ストレッチ（図6c）"が有効である．徒手的ストレッチは肩甲帯に関連する筋群を他動的に伸張し痙性を緩めることによって，本来の柔軟性を回復させ可動自由度の改善を図る．したがって，全身と連携する動作を導くために有効な手技である．

背臥位では，肩甲骨の挙上，下制，回旋と内外転の運動をバランスよく引き出し，可動性を最大限に確保する．また，側臥位では肩甲帯の内外転の可動域を拡大させる．さらに，僧帽筋上部線維の痙性が強く体幹の回旋運動が不十分な場合，側臥位において"上部〜腰部体幹の伸張と回旋"を他動的に実施して上部体幹から腰部にかけて伸張・回旋を行い，下部体幹以下を腹臥位方向へ誘導して筋自体の柔軟性を高める．これらの方法は，症例ごとの身体状況に応じて適切な内容を選択して実施する．

自主トレーニング

原疾患による筋力低下を認めた場合，速やかに維持的機能訓練についてオリエンテーションを行い，筋力や関節可動域の維持，疼痛予防を目的とした自主トレーニングの方法を指導する．"肩甲帯の挙上・脱力動作訓練（図7）"や"手指・手関節良肢位保持のストレッチ（図8）"は手軽に行える方法として有効であり，基本的な機能訓練としてよく用いられる手法である．

自主トレーニングの具体的な内容は"ALSに対する維持的機能訓練（図6）"の複合的協調動作を中心に組み合わせて，在宅生活にお

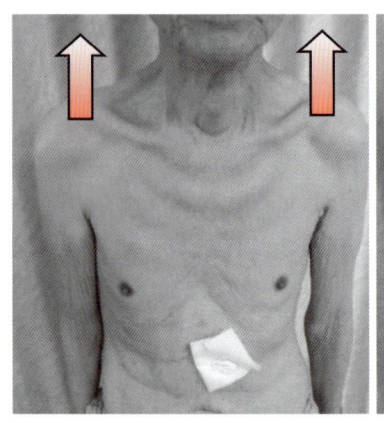

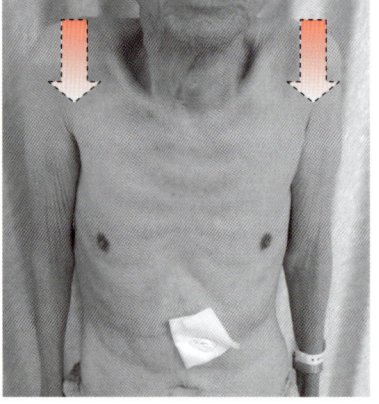

図7　肩甲帯の挙上・脱力動作訓練

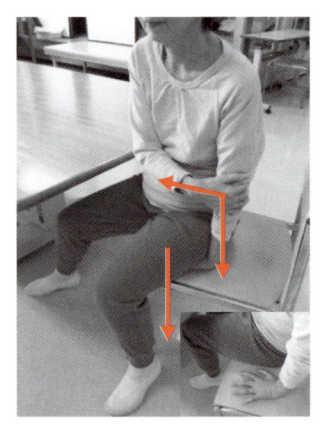

図8　手指・手関節良肢位保持のストレッチ

いて継続できるよう対応する．

◆ 症例報告

症例A

●概要
78歳，男性，ALS重症度4（療養移行期），元自営業．4年前に両手指振戦にて発症した上肢型の症例である．2年半前より箸操作に困難をきたし，脊柱管狭窄を指摘され，頸椎後方拡大術を施行したが効果なく，1年半前に確定診断を受ける．半年前より四肢・体幹の線維束性攣縮を自覚し筋力低下が進行する．両側の声帯萎縮は認めるが，嚥下障害・構音障害はみられない．胃瘻増設（PEG）目的で入院となり，両上肢遠位部に強い筋力低下を認めた．作業療法は上肢の維持的機能訓練，摂食自助具の導入目的で開始となる．

●現病歴
73歳8カ月：散歩中に両上肢に冷感覚を感じ，両側に手指振戦が出現する．

74歳11カ月：書字が拙劣となり箸操作能力が低下，ボタン掛けが困難となる．

75歳8カ月：握力13/17kgと手指の筋力低下を認める．Keegan（キーガン）型頸椎症にて頸椎後方拡大術（C_5〜C_7）を行う．

75歳11カ月：左右手根管症候群（carpal tunnel syndrome：CTS）の手術を行う．

76歳2カ月：握力6/14kg．下肢筋力低下が出現する．筋電図所見において，橈側手根伸筋（ECR），第一背側骨間筋（FDI），前脛骨筋（TA），腰筋（psoas muscle：PS）に線維自発電位・陽性鋭波（fib/PSW）を認め，広範囲の脱神経電位所見からALS確定診断を受ける．

77歳1カ月：握力5/12kg．四肢・体幹の線維束性攣縮が出現し両上肢筋力低下が進行する．

78歳8カ月：握力の測定は不可．体重減少・呼吸困難感がみられ，胃瘻造設（PEG）と人工呼吸器の導入検討目的で入院となる．

●主訴
呼吸困難感（SpO_2 95%），食欲不振による摂食障害．

●開始時の状況
上肢・手指筋力は徒手筋力テスト（manual muscle test：MMT）2〜3⁻レベル．ADLは巧

緻性低下により一部介助レベルで，階段昇降のみ要監視であった．食事動作は，ポータブル・スプリング・バランサー（PSB）を使用して軽量スプーンで自立していた．

● その他の情報

穏やかな性格で親族の今後の介護負担増加を危惧していた．3年前に長女夫婦の暮らす近隣に転居した，妻と2人暮らし．

● 評価・目標

呼吸能力の低下から易疲労がみられ，筋力と生活体力を維持するため維持的機能訓練を行った．余生は静かに暮らしたいという希望があった．趣味は青年期の時代背景から，50〜60年代の"懐メロ"が好きである．"作業に関する自己評価"(OSA Ⅱ)[13]によると"自分が変えたい項目"は重要な順に「1. 満足できる日課がある（日課がほしい）」，「2. 行かなければならない所に行く（旅行，買い物）」，「3. 自分の好きな活動を行う（仲間と歌をうたいたい）」であった．さらに，"自分の環境について変えたい項目"は「1. 自分が生活して体を休ませる場所（気兼ねなく歌をうたえる防音設備の整った部屋の確保）」が高順位であった（**表5**[13]）．

● プログラム

①維持的機能訓練：開始時に疲労感を確認して行い，ADL能力を最大限に発揮できるよう対応した．

②PSBの適合評価：導入前の試用と操作訓練を行った．

③意思伝達装置導入に向けたパソコン操作練習と精神面への対応："伝の心（意思伝達装置）"を操作して歌唱に向けた"懐メロ"の音楽鑑賞を実施した．活動時に易疲労性がみられたため，長時間に及ぶ場合には休息を適宜取り入れるよう指導した．

表5　自分の環境について変えたい項目
（文献13より引用）

項　目	理　由
1. 自分が生活して体を休ませる場所	・歌をうたえる部屋がほしい
2. 自分が行けて楽しめる場所	・仲間と歌をうたいたい

症例B

● 概要

66歳，女性，ALS重症度2（発症期），主婦．3年半前に左上肢型で発症し，入院後まもなく確定診断を受けた．ADLは右上肢を用いてほぼ自立していた．入院前の過度な筋力トレーニングによる過用性症候群から，左上肢の上腕筋・挙下筋上部に継続的な疼痛を伴う強い痙性を認めた．疼痛は歩行時においてもみられ，活動に支障をきたす状況にあり，肩関節は屈曲70°までの可動域であった．

● 現病歴

63歳11カ月：洗濯ばさみ使用時に左手指の違和感を覚える．その後，筋力低下のため外来を受診する．

65歳11カ月：左上肢・手指の筋力低下が顕著となり，上肢の挙上困難感・手指の軽度伸展制限が発現する．

66歳9カ月：左上肢に疼痛を伴う運動制限をきたした．精査・病状評価・リハビリテーション目的に入院となる．

● 主訴

左肩疼痛による活動制限．

● 開始時の状況

握力15/0 kg，筋力は肩周囲MMT 3⁻，手指MMT 2〜2⁺でありADLは右上肢によりほぼ自立していた．まじめな性格で運動好き，趣味は散歩と水泳で，入院前の日課はスポーツジムでの筋力トレーニングであった．左上肢

表6 自分の環境について変えたい項目
（文献13より引用）

内容	理由
1. 自分が大事にしたり好きなことをする機会	・生活クラブの活動を充実させたい
2. 自分が生産的になる場所	・安定して活躍できる場所を確保したい

は，筋力低下を補うため努力性の代償運動パターンを用いていた．

●評価・目標

"作業に関する自己評価"（OSA Ⅱ）による"自分が変えたい項目"は「1. 自分の好きな活動を行う（仲間との生活クラブでの活動）」，「2. 自分の目標に向かってはげむ（生活クラブの目標）」，「3. 行かなければならない所へ行く（車移動による生活クラブ活動への参加）」，「4. 生活している所を片づける（住まいをもう少しきれいにして住みたい）」の順番であった．また，"自分の環境について変えたい項目"は，「1. 自分が大事にしたり好きなことをする機会（生活クラブの活動を充実させたい）」，「2. 自分が生産的になる場所（安定して活躍できる場所を確保したい）」であった（**表6**[13]）．

●プログラム

①維持的機能訓練：左肩周囲の疼痛緩和と筋力維持目的に実施した．
②自主トレーニング指導：部屋でできる自主トレーニング方法を指導した．
③福祉用具の紹介：左上肢だけで安全に自動車のハンドル操作ができるように「ステアリンググリップ」を導入した．
④徒手的機能訓練：夫の援助能力は高く，退院前に徒手的機能訓練を指導して手技の理解と習得を図った．

●経過

維持的機能訓練を開始すると，徐々に疼痛は軽減しはじめ，2週間で活動時の疼痛はほぼ解消し，4週間で消失した．

◆ まとめ

ALSにおける上肢への維持的機能訓練について整理した．維持的機能訓練は，ADL・APDLの補完的対応である福祉用具・機器の導入や使用に大きく関連するため重要である．さらに，最終的な目標となる意向確認による遂行技能や環境を調整してのQOLを高める活動においては，従来の活動を維持したり新たな活動を開始する原動力となるため，残存機能を温存して長期間にわたり十分に発揮できるよう対応すべきである．

◆ おわりに

ALSに対する作業療法の最終的な目標はQOLを維持・向上させることである．そして，なかなか困難なことではあるが，日常生活においてその作業を展開することである．

上肢機能へのアプローチは，QOL目標を達成するための基礎となる大切なアプローチ法として総括的に捉えつつ，特に真摯な対応をもってなされるべきであると考える．

◎文献

1) 椿　忠雄：全国死亡票による運動ニューロン疾患の臨床的，疫学的，遺伝学的研究—1）症例の同定と臨

床的分析. 昭和48年度厚生省特定疾患報告書 筋萎縮性側索硬化症調査研究班:筋萎縮性側索硬化症の成因,治療,予防に関する研究. 15-18, 1974
2) 葛原茂樹:神経症候群 その他の神経疾患を含めて(Ⅱ) Ⅲ変性疾患 運動ニューロン疾患 原発性側索硬化症. 日本臨牀 別冊 神経症候群Ⅱ:360-363, 1999
3) 川田明広, 他:Tracheostomy positive pressure ventilation(TPPV)を導入したALS患者のtotally locked-in state(TLS)の全国実態調査. 臨床神経学 48:476-480, 2008
4) 南雲浩隆:神経障害の中で能力を活かす. 生田宗博(編):I・ADL―作業療法の戦略・戦術・技術, 第3版. 三輪書店, pp140-158, 2012
5) 奈良聡一郎, 他:神経・筋疾患. 総合リハ 36:645-650, 2008
6) McDonald CM:Physical activity, health impairments, and disability in neuromuscular disease. Am J Phys Med Rehabil 81:S108-120, 2002
7) Dal Bello-Haas V, et al:Physical therapy for a patient through six stages of amyotrophic lateral sclerosis. Phys Ther 78:1312-1324, 1998
8) 藤本幹雄:リハビリテーション医の対応. MB Med Rehabil 113:25-29, 2009
9) 市橋則明:筋力低下に対する運動療法. 市橋則明(編), 運動療法学―障害別アプローチの理論と実際, 文光堂, pp172-199, 2008
10) 伊藤浩充:持久力低下に対する運動療法. 市橋則明(編), 運動療法学―障害別アプローチの理論と実際. 文光堂, pp200-215, 2008
11) Borg GA:Psychophysical bases of perceived exertion. Med Sci Sports Exerc 14:377-381, 1982
12) 望月 久:知っておきたい神経筋疾患の在宅支援の基礎知識② 神経筋疾患における体力―体力維持への主観的運動強度の利用. OTジャーナル 43:1281-1285, 2009
13) Baron K, 他(著), 山田 孝, 他(訳):OSA Ⅱ 作業に関する自己評価 使用者用手引, 改訂第2版. 日本作業行動学会, pp67-70, 2005

11 乳がん・リンパ浮腫における上肢機能へのアプローチ

吉澤いづみ（東京慈恵会医科大学附属病院, OT）

◆ はじめに

　現在，わが国における女性のがん罹患率の1位は乳がんであり，ライフスタイルの変化に伴い年々増加の一途をたどっている．年齢別罹患率をみると50歳前後がピークであり，家庭や社会においても重要な役割を担っている年齢層であるため，早期の社会復帰が望まれる．

　また，乳がんの5年生存率は比較的高いため，後遺症に悩まされている患者も多い．乳がんに伴う後遺症としては，上肢機能障害，上肢リンパ浮腫等が挙げられる．そのほかにも，再発への不安や手術に伴う容姿の変容等，心理的側面を含めたQOLの低下があり，予防を含めた早期の介入が症状の重症化を防ぎ，家庭や社会への復帰の早期獲得のために重要となる．ここでは，乳がん治療の特徴と周術期のリハビリテーションおよびリンパ浮腫に対する介入のポイントについて紹介する．

◆ 疾患の理解：乳がん治療

　乳がん治療は，手術療法や放射線療法等の局所療法と，化学療法や内分泌療法および免疫療法等の全身療法の組み合わせにより行われる．

外科的治療

　外科的治療は，乳がんの広がりと乳房全体の大きさにより，整容性と安全性が保てる術式が選択される．

　術式には，乳房を部分的に切除する乳房温存手術と乳房を全部切除する乳房切除術があり，これらに腋窩リンパ節郭清が追加されることが多い．

　腋窩リンパ節郭清をした場合は，リンパ液を排液するためのドレーンが腋窩に挿入されるが，通常は手術後4～5日でドレーンの抜去が可能となる．

　近年は，乳房温存手術が主流であり，腋窩リンパ節転移を触診や画像上で認めない場合，センチネルリンパ節生検を行うことが標準で，術中にリンパ節への転移を認めた場合

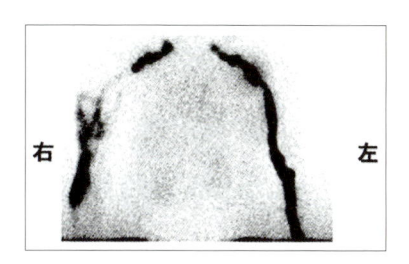

図1 乳がん術後：右上肢リンパ浮腫症例のリンパシンチグラフィー画像
右腋窩リンパ節を経由する経路の描出が不良であることが示されている．左上肢のリンパ流は正常である

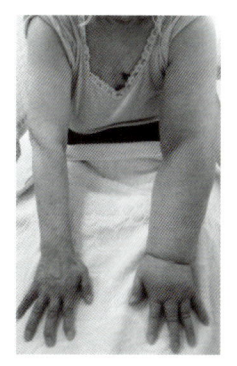

図2 乳がん術後上肢リンパ浮腫

のみ，腋窩リンパ節郭清が行われる．

化学療法

乳がんにおける化学療法は，術前に行われる場合と術後に行われる場合がある．従来，主に再発予防を目的として術後に行われていたが，近年，乳房温存手術を目指し，がんを縮小させ手術による切除範囲を小さくすることを目的に行われる場合も多くなっている．

放射線療法

乳がんにおける放射線療法は，術後，局所に残存したがん細胞を死滅させ，再発を予防することを目的に行われる．また，がんによる疼痛や神経症状を軽減させることを目的に行われる場合もある．

◆ 上肢機能の特徴

乳がん術後に上肢に認める二次的後遺症は，創部のひきつれ感や患側上肢の関節可動域制限，腋窩リンパ節郭清に伴う上肢リンパ浮腫等が挙げられる．

肩関節の運動障害

乳がん術後は，手術に伴う皮膚切開により，疼痛・皮弁張力ならびに術後患側関節の不動が生じ，主に肩関節の運動障害を認めやすい．特に創部のひきつれ感を伴い，肩関節の水平外転・外転・屈曲に制限を認める傾向にある[1]．

上肢リンパ浮腫

腋窩リンパ節郭清に伴う後遺症として認める上肢リンパ浮腫とは，リンパ流の阻害と減少により，皮下組織に組織間液が過剰に溜まり，四肢の一部に浮腫がみられる状態をいう．

症状が重症化するとADLのみならずQOL低下をももたらす．また，いったん発症すると，残念ながら完治することはほとんどなく継続的な治療が必要となるため，早期からの予防を含めた患者教育が重要となる（**図1，2**）．

腕神経叢麻痺

放射線療法の晩期や腫瘍の直接浸潤による神経障害としてみられる腕神経叢麻痺は，難治性である場合が多い．特に利き手の場合は，ADL低下は著明であり，代償的リハビリ

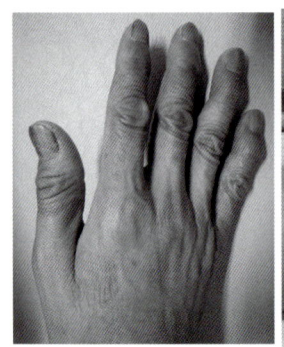

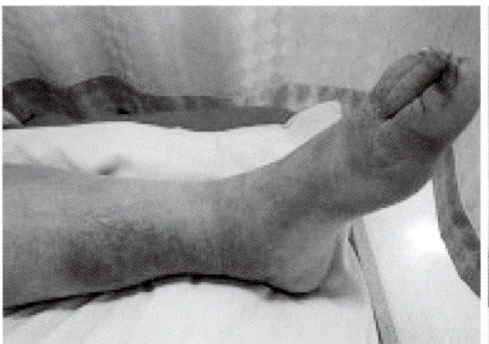

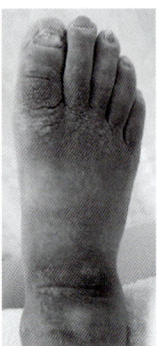

図3　化学療法の副作用（皮膚の発疹・爪の変形）

その他

その他にも乳がん術後に認める後遺症としては，腋窩リンパ管線維症候群（AWS）や乳房切除後疼痛症候群（PMPS）等，運動障害や疼痛を伴う症状もあるため，症状に合わせて介入が必要となってくる[2,3]．

◆陥りやすい上肢の反応

術後早期に認める機能障害

乳がん術後は，創部の痛みや手術に伴う容姿の変容等による心理的な不安感もあり，積極的に患肢を動かすことができず，肩関節の運動障害を生じる場合がある．また，安静にするあまり創部での癒着や皮膚の伸張性の低下を招き，さらに症状が重症化することもある．

その他，腋窩リンパ節郭清を施行している場合は，患側に上肢リンパ浮腫を発症することもある．術直後には，手術の影響による一過性の浮腫を認める場合もあるが，患側上肢の運動を行い静脈およびリンパ還流を促すことにより改善することが多いため，症状を見きわめて対応することが重要である．

化学療法の副作用

乳がんの治療薬であるタキサン系の抗がん薬では，副作用の影響から，しびれや皮膚疾患等を認める場合がある．これらの副作用は蓄積毒性であり，複数回の投与後に出現しはじめることが多い．特に上下肢の末梢部に手袋型（手掌）および靴下型（足底）に，紅斑，有痛性の発赤，腫脹，びらん，水疱，潰瘍形成等の症状としびれを認める症状を手足症候群（hand-foot syndrome：HFS）と称し，箸が持てない，ボタンをかけられない，書字困難等，ADLやIADLに支障をきたす場合がある（図3）．

また，皮膚の変化は多彩であり，顔面が蝶形紅斑のように紅潮したり，爪に肥厚や脆弱等の症状を認め，爪が剝離する等の症状を認める場合もある．その他，タキサン系の抗がん薬では，投与回数を重ねると高頻度に浮腫の発症を認める場合があるが，その症状は一般的には下肢に多く認められ，ADLの妨げとなるため，早期より症状の重症化を予防することが必要である[3]．

放射線療法における副作用

放射線療法における副作用としては，投射部分の皮膚の発疹，腫れ，疼痛，神経症状，皮膚線維症等の局所症状を認める場合がある．ほぼ全例にみられる軽度の皮膚炎として放射線皮膚炎があり，日焼け後のような赤みやかゆみを伴う．よって，皮膚へのストレス，長時間の入浴等は，炎症を悪化させるため注意が必要である．その他，照射後1～2年は発汗低下，乳房硬結，乳房痛を認める場合もある．

また，リンパ領域への放射線照射はリンパ管の狭小化・途絶を引き起こし，リンパ浮腫を発症することもあるため，症状がみられた場合は，重症化を防ぐためにも早期の介入が大切である．通常，腋窩リンパ節郭清後の腋窩領域は照射のターゲットとはならないが，上肢の挙上制限があると，より広範な腋窩領域が照射されるため，上肢リンパ浮腫の原因となる場合もある．そのため，術後早期より運動療法を行うことで，関節可動域制限を予防することが重要である[3]．

◆治療のポイント

乳がん周術期のリハビリテーション

乳がん周術期におけるリハビリテーションは，主に予防的介入の目的で行われる．術前には患者指導やオリエンテーションならびに術前評価を行い，運動障害について理解を深め，術直後からスムーズにリハビリテーションが行えるように介入することが好ましい．

● ドレーン抜去前

一般的にドレーンが抜去されるまで，肘関節以下の患側上肢可動域訓練を行う．

● ドレーン抜去後

徐々に肩関節運動を開始する．また，洗顔や髪をとかす等，ADLにおいても徐々に使用頻度を増やすように指導する．

● 創部に痛みを伴う場合

術後早期から肩関節周囲筋のストレッチを取り入れながら関節可動域訓練を実施していく．

● 放射線療法後

放射線療法後に皮膚の炎症症状を認める場合は，温熱療法は避け，症状に合わせて介入していく．また，術後の創部の癒着や放射線療法による皮膚の線維化により肩関節の可動域制限をきたすこともあるため，このような症状がみられた場合は，皮膚の柔軟性改善へのアプローチも重要となる（図4[3]）．

リンパ浮腫のリハビリテーション

リンパ浮腫治療の最大の目的は，うっ滞しているリンパ液を排液させ，浮腫増悪の原因となる合併症を防ぎ，患者のQOLを向上させることである．基礎となる治療は，欧州で確立された複合的理学療法であり，国際リンパ学会においても標準治療として認められ，日本においても多く用いられている治療法である．

基本となる治療内容は，スキンケア，用手的リンパドレナージ（manual lymphatic drainage：MLD），圧迫療法，圧迫下での運動の4本柱であり，これらの治療を併用することにより大きな効果を得ることができる．しかし，日本においては，治療時間・治療内容ともに十分に対応できていないのが現状であるため，リンパ浮腫を増悪させないための指導

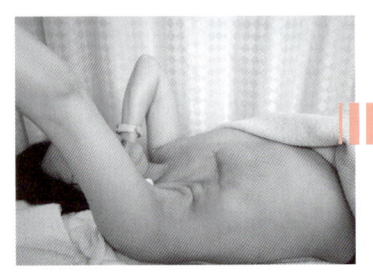

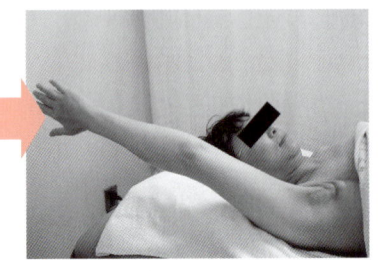

図4　乳がん術創部の線維症による可動域制限（文献3より引用）

に加え，リンパ浮腫の発症のきっかけをつくらないための指導（日常生活指導）も必要であり，複合的理学療法を中心とした保存的治療が推奨されている．

● スキンケア

リンパ浮腫治療においてスキンケアは基本であり，皮膚の状態を良好に保つためにも重要な治療である．リンパ浮腫を発症し，リンパ管機能が損なわれている患肢では，白血球による免疫機能および殺菌機能が低下し，皮膚本来のバリア機能が低下した状態となる．そのため，蜂窩織炎等の感染症を合併するリスクが高まり，増悪の要因となる場合がある．よって，皮膚損傷を避け皮膚を清潔に保つことが大切であり，合併症を起こさないための患者教育とセルフケア指導が重要である．

スキンケアの目的は，皮膚本来のバリア機能を保つことであり，その基本は保清・保湿である．

1．保清

1日に1回は患肢を洗い，常に皮膚を清潔に保つことが基本であり，感染症や炎症を予防し，生活の中で皮膚を傷つけないように心がけることが重要である．また，創部から雑菌が入り感染症の原因となることもあるため，患肢に怪我をしてしまったり，ペットにひっかかれたり，かまれたりした場合は，創部を消毒することも必須となる．

さらに，食器洗いやガーデニング等を行う際には，清潔なゴム手袋を着用する等，日常生活の中での具体的対応を指導しておくことも大切となる．その他にも，剃毛の際には皮膚の負担を避けるように電気かみそりやクリームを使用すること，日焼けによる刺激を避けること等も必要不可欠である．

2．保湿

皮膚のバリア機能には，主に外部からの刺激（細菌等）から体を守る免疫機能と，水分が体外に蒸散しないように防御する機能があるが，リンパ浮腫を発症すると，皮膚は乾燥し皮膚本来のバリア機能が低下する．よって，皮膚のバリア機能を高めるためにも，常に清潔下での保湿を心がけるように指導することが重要となる．また，保湿を行う際は，皮膚への刺激を避け添加物の少ないものを使用する．

● 用手的リンパドレナージ（MLD）

MLDは1936年，Emil & Estrid Vodder夫婦によって発表され，Foeldi M博士により医療的に体系づけられた，ゆっくりと柔らかいタッチで皮膚を動かす手技である．筋肉・骨へのアプローチで行われるマッサージとは異なり，皮膚全体の柔軟性を取り戻しリンパ還流を促通し，正常に機能したリンパ系に誘導（ドレナージ）[4]することが目的である．

一般に，リンパ浮腫治療で行われる医療的

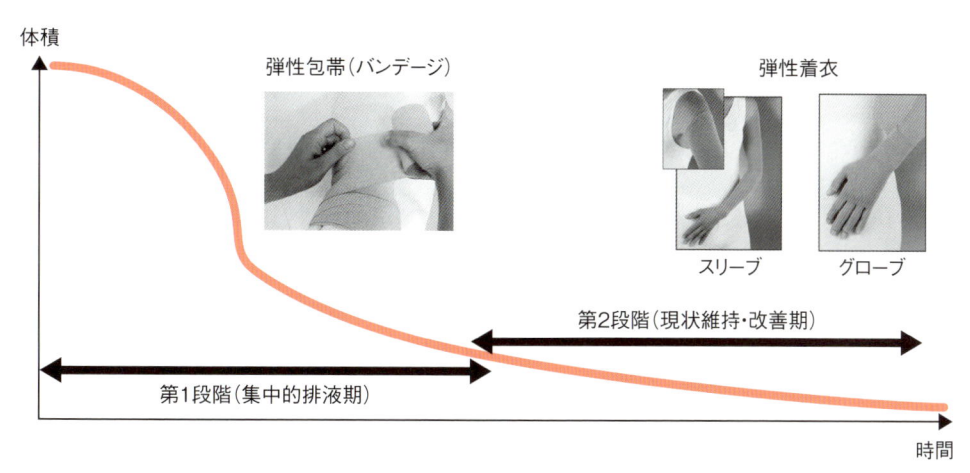

図5　段階に応じた圧迫療法（文献3より引用）
第1段階（弾性包帯による多層包帯法）と第2段階（弾性着衣）の2種類．
症状により，単独で実施する場合と併用する場合がある

リンパドレナージには，専門のセラピストにより行われるMLDのほかに，患者および家族が主体的に自宅で行う簡易的リンパドレナージ（simple lymphatic drainage：SLD）がある．

MLDの効果

MLDは，刺激の変化を起こすことによりリンパ管内の自動収縮を促通し，局所的に血液への圧力を高めずに血流量を増加させ組織液の流れを促し，リンパの生成を促通しリンパ管内の流れを増加させる効果がある．

具体的には，①lymphangionの運動の改善，②液体の除去，③線維化の改善，④交感神経の抑制，が挙げられる．また，ゲートコントロール理論により痛みを緩和する効果もあり，緩和的介入にも適している[5]．

●圧迫療法

圧迫療法は，浮腫を軽減させる効果が高く最も重要な治療である．手段として，弾性包帯による多層包帯法と弾性着衣があり，発症早期で症状が軽度であれば，弾性着衣のみで改善する場合もある（図5[3]）．

しかし，症状が中等度以上で，すでに皮膚の線維化がみられる等，皮膚に変化を認める場合は，弾性包帯と弾性着衣を併用する等の介入が必要となる．

弾性着衣の選択

弾性着衣の選択のポイントは，①圧迫圧，②伸び硬度，③スタイル，④サイズ，であり，それぞれの特徴を理解し症状に合わせた介入を行う必要があり，正しい知識を身につけることが重要である．

●圧迫下での運動

圧迫下の運動は，リンパ還流を促すために有用な手段の一つであるため，筋ポンプを効率的に働かせ，リンパ還流を促通することが重要である（図6[3]）．また，呼吸を行うことで腹腔内圧が高まり，深部リンパを促通することができるため，呼吸を伴った運動を取り入れるとより効果的である．ただし，圧迫を行わない運動や過剰な運動は，かえって症状を悪化させるため，患肢に負担のかからない程度の運動が推奨されている．また，弾性包帯による多層包帯法は，多くの備品を使用し巻いていくため，時に患肢の肩関節に負担がかかり，可動域制限の原因になる場合もある

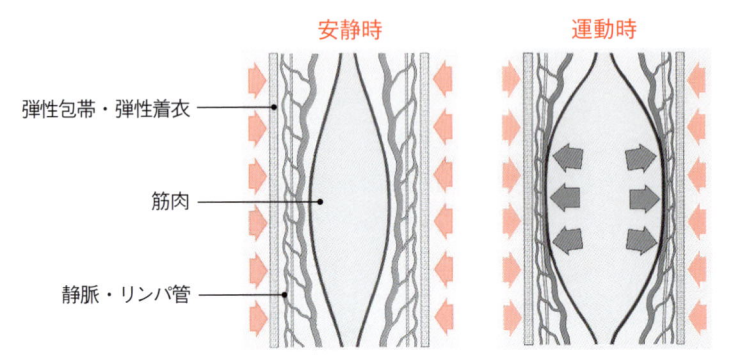

図6 圧迫下での運動と筋ポンプ作用（文献3より引用）
圧迫下で運動をすると，弾性包帯による皮膚からの圧迫（→）と運動時の筋収縮による圧迫（→）の両方が静脈やリンパ管にかかり，筋ポンプが効率的に働く

表1 リンパ浮腫治療における一般的禁忌
①感染症による急性炎症（蜂窩織炎等）
②心性浮腫（心不全）
③急性期；深部静脈血栓症
④動脈血行障害（閉塞性動脈硬化症等）

ため，運動療法時にはより注意を要する．

● 一般的禁忌

リンパ浮腫治療における一般的禁忌を表1に示す．その他，慎重に介入すべき合併症もあるため，医師への確認は必要不可欠である．

症例報告

診断名：右乳がん
年齢・性別：82歳，女性
現病歴：40代で右乳がんを発症し，右乳房全摘・右腋窩リンパ節郭清術施行．徐々に右上肢リンパ浮腫が出現．症状が悪化したため，近医のリンパ浮腫専門外来を受診し，週1回のMLDと弾性着衣にて管理していたが，症状の改善が乏しく，当院（東京慈恵会医科大学附属病院）リハビリテーション科を受診．
患者主訴：「右手が重く常にだるい」，「洋服が着られなくなった」．
身体機能：ISL（国際リンパ学会）-grade Ⅱ（非可逆性リンパ浮腫），右肩関節に軽度の可動域制限を認め，皮膚の柔軟性が低下し，前腕部に中等度皮膚線維症を認める．

治療内容および経過

治療内容は，前腕部に認める皮膚線維症に対し，MLDおよび弾性包帯による多層包帯法を施行し，皮膚の柔軟性の改善と積極的な浮腫軽減を目的に介入した．セルフケアでのスキンケアを指導し，弾性着衣の着脱訓練を実施．就寝時は，セルフバンデージを行うよう指導した．浮腫が改善し症状が安定したため，自己管理を目指し，オーダーメイドのスリーブ・グローブを作製した．

結果

介入後の結果を表2に示す．
患者の感想：「手が軽くなり，だるさがなくなった」，「洋服が入りやすくなった」（図7）．

表2　周径

部位	初回時	再評価時
PIP 関節	6.3	5.8
MP 関節	19.0	17.7
手関節	16.5	15.7
前腕	28.5	23.9
上腕	35.5	31.4

(単位：cm)

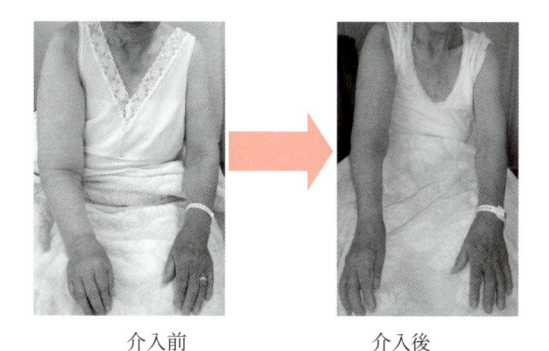

図7　患者の介入前と介入後の状態

◆ 考察

乳がんを罹患した患者は，手術により「乳房を失う悲しみ」を体験するだけでなく，「がん再発への恐怖」や「リンパ浮腫への不安」をもちながら，日常生活を送らなければならず，身体機能面だけでなく ADL・QOL および心理面も含めた包括的なアプローチが求められる．特に上肢リンパ浮腫は，上肢動作の多い家事動作等の生活場面に直結し，日常生活にも深刻な影響を及ぼす．また，健側と比較しその患側上肢は著しく太くなるため，以前着ていた洋服が着られなくなり，おしゃれを楽しむことができなくなる等，身体的にも精神的にも苦痛を感じながら，日々を過ごさなければならない患者も多くみられる．

現在，リンパ浮腫に対するリハビリテーションの有効性については多くの研究がなされ，その効果についても報告されているが，主に浮腫軽減に焦点をあてるものであった[6]．しかし，生活障害に加えボディイメージの変化等，美容面の QOL 低下も大きな問題となるため，今後は多面的なアプローチに焦点をあてた研究が求められている[4]．このように，患者の状態を把握し，生活障害に対応していくことが大切であり，身体のみならず ADL・QOL に焦点をあて，アプローチできる OT が乳がん患者に関わることの意義は高い．

◆ おわりに

乳がんを罹患する女性は増加傾向にあり，後遺症への予防的介入や乳がん終末期の緩和医療としての対応も重要視されている．そのため，患者のライフスタイルに焦点をあて生活を捉えたうえで，個々の患者に適したテーラーメイド的介入を行う等，その人らしい生活が送れるように支援していくことが大切である．

◎文献

1) 辻　哲也：実践！がんのリハビリテーション．メヂカルフレンド社，2007
2) 田沼　明，他：乳癌術後の axillary web syndrome．リハビリテーション医学会発表演題，2009
3) 安保雅博，吉澤いづみ（編著）：上肢リンパ浮腫のリハビリテーション―包括的視点からのアプローチ．三輪書店，2011
4) 粳間　剛，他：MLD（Manual Lymphatic Drainage）．

J Clin Rehabil 18：753-754, 2009
5) Wittlinger H, et al：Dr. Vodder's Manual Lymph Drainage—A Practical Guide. Thieme Medical Pub, 2011
6) Erickson VS, et al：Arm edema in breast cancer patients. J Natl Cancer Inst 93：96-111, 2001
7) 吉澤いづみ, 他：終末期乳癌によるリンパ浮腫に対して緩和的作業療法を施行した1症例. 慈恵医大誌 122：313-317, 2007
8) 吉澤いづみ：疾患別作業療法の実際—乳がんに伴う作業療法. OTジャーナル 45：911-915, 2011
9) 吉澤いづみ：上肢リンパ浮腫治療の概論—具体的アプローチについて. OTジャーナル 44：920-925, 2010
10) Foeldi M, et al：Textbook of Lymphology—For Physicians and Lymphedema Therapists. Klose Training & Consulting Llc, 2003
11) 平井正文：リンパ浮腫にならない生活術. 東洋書店, 2011
12) 光嶋 勲（編）：よくわかるリンパ浮腫のすべて—解剖, 生理から保存的治療, 外科的治療まで. 永井書店, 2011
13) 岡崎邦泰, 他（編）：乳がん治療をめぐる運動・生活ガイド—検診からリハビリまで. 日本医事新報社, 2006
14) Grabois M：Breast cancer—postmastectomy lymphedema. State of the art review. Phys Med Rehabil Rev 8：267-277, 1994
15) Coen JJ, et al：Risk of lymphedema after regional nodal irradiation with breast conservation therapy. Int J Radiat Oncol Biol Rhys 55：1209-1215, 2003
16) Foeldi M, 他（著）：リンパドレナージュの基礎知識. 日本DLM技術者会, 2008

12 切断における上肢機能へのアプローチ

大庭潤平 (神戸学院大学総合リハビリテーション学部, OT)
柴田八衣子, 溝部二十四, 中勝彩香 (兵庫県立リハビリテーション中央病院, OT)

はじめに

　切断（amputation）とは, 四肢（上肢・下肢）の一部が切離された場合である. 離断（disarticulation）とは, 関節の部分で切離された場合である[1]. その原因は, 疾病や事故等さまざまであり, 年齢や性別を問わず誰もがなり得る. また, 生まれつき四肢の一部が欠如している場合を先天性四肢欠損と呼ぶ. ここでは, これらを総じて「切断」として表現する.

　上肢切断とは, 手部（手指含む）・前腕・上腕・肩甲帯を切断した場合をいう. しかし, ここでは切断における上肢機能へのアプローチとして義手を装着する場合を想定し, 主に前腕切断および上腕切断を取り上げる. また, 近年では装飾義手や能動義手のみならず筋電電動義手（以下筋電義手）が普及しつつある[2,3]. そのため筋電義手を含めて, OTがアプローチする上肢切断後の断端（切断後に残る肢端）部や残存機能および義手操作のためのポイントについて解説する.

疾患の理解

　上肢切断の原因には, 成人の場合は後天性による悪性腫瘍摘出手術等もあるが, 交通事故や労働災害等により発生することがきわめて多い[1]. そのため心身ともに健康状態である生活から一変して上肢を失うこととなり, 身体機能のみならず心理的な支援も重要となる. 乳幼児や小児の場合は, 先天性欠損が多い. 先天性欠損の場合は生まれながらにして上肢が存在しないため, 存在した上肢を失う成人と比較して, 身体イメージや幻肢の有無, 運動や動作の獲得の状況が異なることに注意する.

　後天性の場合は, 断端に幻肢が存在することが多い. その状態はさまざまであるが, 義手の装着や操作において, この幻肢を有効活用することもある. また, 幻肢と幻肢痛は混合して理解しないように注意する. 痛みを伴う幻肢痛は, 義手装着のみならず生活全般において問題を生じ不利益であり, その痛みの除去・対応は大切である. 先天性の場合は幻

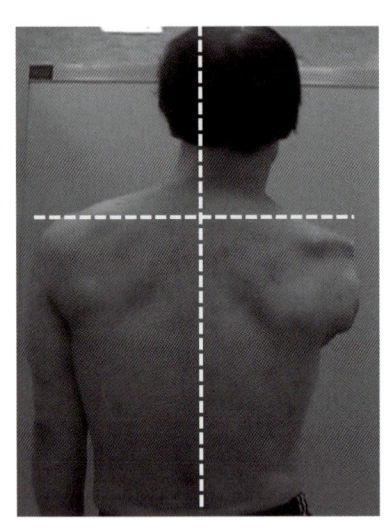

図1 右側肩甲帯の筋過緊張や筋萎縮・アライメント変化・姿勢変化・側彎

肢は存在せず，生まれたままの状態による遊びや生活の中で，運動・感覚が統合されていくと考えられる．その他にも切断直後（術後）の断端は腫脹，異常感覚，発赤，過剰発汗等，さまざまな状態に陥ることがある．そのため弾力包帯による循環改善や義手の早期装着による成熟断端の獲得が行われる．

上肢切断者の多くは，片側切断者である[1,4]．そのため残存した反対側の上肢を使用することでADLの大半を行うことは可能となる．しかし，動作の質・速さ・習熟度や生活の質，安全性等を考慮した場合，義手は目的とする作業の質を向上させるための方法として効果的である．また，仕事等の場合でも同様に作業の質や完了度について義手の効果は高いことを筆者らは経験している[2,4,5]．そのためにも適切な義手を選択・作製し，的確な練習，環境調整等を行うことが上肢切断者の生活の再構築・再獲得につながる．

◆ 上肢機能の特徴

上肢切断は，手・前腕・上腕・肩甲帯が失われる状態であるため，切断後の状態は，たとえば前腕以下が切断された場合に上腕・肩甲帯は残存した状態になる．つまり，残存した上肢および身体は，切断前の身体状況とは異なる．上肢の質量を考えた場合，身体に対する上肢質量比は成年男子では，体重を100％とした場合において片側上肢4.9％（上腕2.7％，前腕1.6％，手0.6％）である[6,7]．手と前腕を切断した場合では，質量の2.2％を失うことになり，上肢の質量荷重が変化することで，これまでの身体とは異なった変化が起こると考えられる．たとえば，肩甲帯の筋緊張の変化，肩甲帯のアライメントの変化，身体バランスの変化，姿勢の変化が起こる[7]（図1）．その結果，新たな身体の運動制御の出現や，場合によっては非効率的な運動を行うことになる．また，切断レベルによって術後に上肢の質量の変化や筋の走行の変化等による肘関節や肩関節のアライメントの変化や，それに伴う運動の変化が起こることが考えられる[6,7]．これは，切断側のみにいえることでなく，その反対側上肢にも影響があることはいうまでもない．

義手を装着した場合を考えてみよう．能動義手では，ハーネスが手先具の操作や義手本体の懸垂・装着安定性を補う．しかし，ハーネスの装着が不適切な場合（締めつけが強い等）は，かえって能動義手を操作する肩甲帯や肩関節の運動を制限することもある．運動を伝える役割もあるハーネスは，上肢機能の一部と考えることもできる重要なパーツである．義手の操作方法については後述する．

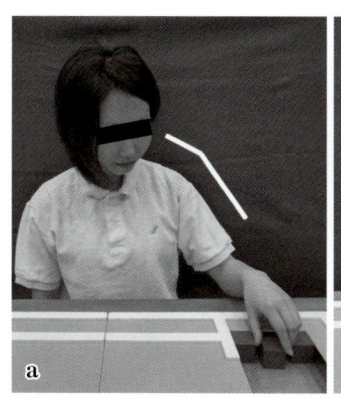

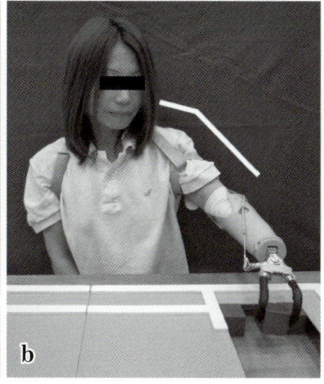

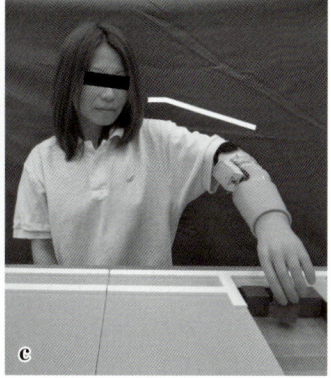

図2 代償運動の例（肩関節外転・内旋・体幹回旋・側彎）
a：健常手，b：フック型能動義手，c：筋電義手

　筋電義手や能動義手に共通している部分を考えてみよう．切断により失った関節の役割をするものが継手である．機械構造上，継手は単純に設計されている．手関節は，橈骨手根関節と手根間関節等により複雑な構造や運動があり，肘関節であれば生理的外反肘等が存在する[7]．そのため人体と比較して解剖学的・運動学的な運動の再現は不可能である．また，残存四肢や断端部の筋では，筋力低下等の問題も抱えている場合がある．たとえば，前腕義手で机上の物品を把持するとした場合，手関節の橈屈と掌屈および前腕回内運動等により物品へのアプローチは最短距離移動が可能となる．継手の場合では，そのような運動が不可能なため肩関節の外転や内旋等による代償運動が行われることになる（図2）．この代償運動は，必ずしも改善すべき問題となる場合だけではない．前述したように義手では運動が限られているため，代償運動を行わなければ達成できない動作もある．そのため義手操作の場合では，代償運動が身体と義手の適切な統合により行われるように指導することもある．

　義手には，感覚フィードバック機構がない．そのため義手操作における物品の把持や物の押さえ等の手先具操作や手先具の位置確認等は，視知覚によるフィードバックが主な代償方法となる．また，義手の熟練者になれば視知覚のみならず，ソケット内の断端の圧感覚・関節位置感覚や身体イメージ等のさまざまな知覚を代償方法としていることもある．筋電義手の場合は手先具のハンドの開閉制御に，残存筋で発生する筋電位を活用するため，対象となる筋の収縮制御練習も必要となる．

◆ 陥りやすい上肢の反応

　上肢切断者の義手操作では，操作内容や切断レベルに応じて陥りやすいさまざまな特性がある．義手という道具の種類・特性・構造を理解したうえで，義手の基本的操作方法を熟知し，操作時に陥りやすい知覚的情報や運動を知り，アプローチに臨むことが重要である．

　ここでは，まず筋電義手・前腕能動義手・上腕能動義手の基本的操作方法を紹介し，それを踏まえて陥りやすい動作について述べる．

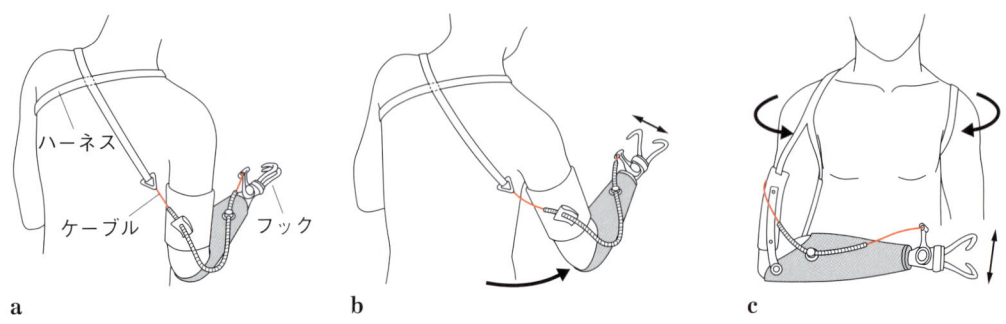

図3 前腕能動義手で手先具を開く動作に必要な身体の運動（文献1, p146より引用）
a：静止時，b：肩関節屈曲運動，c：両肩甲骨外転運動・前方突出

筋電義手の操作方法

　筋電義手はソケット内部に表面電極が組み込まれており，皮膚表面から発生する筋電位を採取し，義手の手先具の開閉を行う．前腕筋電義手では，手根伸筋群で手先具を開き，手根屈筋群で手先具を閉じる動きを行う．制御方式に応じて，さまざまな筋収縮の練習が必要である．

前腕能動義手の操作方法

　前腕能動義手の手先具（随意開き式能動フック）の開閉操作の構造は，ハーネスを胸郭・肩甲帯から主に背部にたすき掛けに装着し，肩甲骨の外転・前方突出や肩関節の屈曲によりコントロールケーブルシステムのケーブルを牽引することでフック（手先具）が開く（図3）．

上腕能動義手の操作方法

　手先具（随意開き式能動フック）の開閉操作は前腕能動義手と同様である．
　肘継手のロック・アンロック操作は，ロックコントロールケーブルを引っ張ったり，緩めたりすることで行う．操作のための動作は断端長により若干異なるが，肩甲骨の挙上から下制，肩関節屈曲から伸展・外転を組み合わせた動きにより行われる（図4）．
　以下に，陥りやすい反応について述べる．

筋電義手での反応

　初期より陥りやすいのは，過剰努力による，筋の同時収縮である．特に，収縮に意識が向いてしまうことで，筋の高緊張や攣縮等が生じてしまい，弛緩が行いにくくなる．
　義手装着直後は，収縮の強弱やタイミングが確認しにくいため，過剰収縮や筋疲労を起こしやすい．
　次に，義手を空間で操作する場合，手先具となる筋電ハンドの重量のため，定位が困難となり，中枢部や肩甲骨の過剰な引き上げが生じることや，肘を体側に固定し操作する傾向がみられる．また，装着初期はリーチやリリースの際にソケット内の重心が定まらず，"肩甲骨-肩-肘-前腕断端"の上肢ユニットの協調性が不十分な状態となることで非効率的な操作となる．
　また，筋電ハンドの指先は二重のグローブで覆われており，さらに平面の接触面はない．そのため形状が固定できない物品，たとえば球状の小さい物品をピンチする場合等は，机上に指尖を押しつけながらハンドを閉じていく等，ソケット内部から入力される机上や物品の知覚的情報を入手しながら，上肢帯や肘

肩関節屈曲位　　肩関節伸展・外転運動

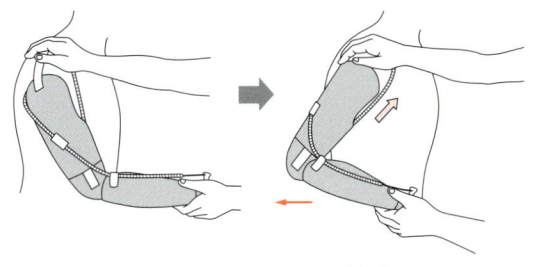

図4　上腕能動義手における肘継手のロック・アンロック操作（文献4，p116を改変して引用）

の位置や肩甲帯や肩・肘関節の運動を協調的に行い，さらに筋電制御を行うため，誤操作が生じやすくなる．

能動義手での反応

能動義手での手先具の開閉操作では，装着初期は，ハーネスやケーブルからの力が体幹や上肢帯・ソケット内の断端に伝わりにくく，また，動作スピードとタイミングが合わず，力を入れる程度や速さもわかりにくいため，動きが遅くなりやすく，非効率的な動きとなることが多い．そのため，肘関節の角度に応じたフックの開きやすい運動方向の動作誘導や，動作のスピード調節の学習が重要となる．

上腕能動義手での反応

上腕能動義手の肘継手のロック・アンロック操作では，ソケット内に断端があるため，視覚的フィードバックが行いにくい．そのため，ロックコントロールケーブルを引くことに意識が向きすぎ，肩関節が伸展し断端が後方に引け，ケーブルを引いた後に緩める動作が不足する．同時に，義手前腕部の屈曲を行う動作である肩甲骨の外転を保持できず，前腕部が下降することにより，ロックが半掛かりとなる．そのため音での確認や，十分な動作誘導を行うこと，また，鏡の使用により視覚的に運動方向や関係を認識することが有効となる．

両手応用動作等

基本操作時には義手の操作がスムーズに行えていても，両手動作や目的物操作に段階を上げることで，今までの片手動作からの役割の変化により，両手での協応動作で運動制御の関係性が変化するため，混乱がみられることがある．

治療のポイント（介入のポイント）

前述したように，さまざまな義手（道具）を失った身体の一部として使いこなすためには，操作練習からその後のフォローアップまで，総合的にOTが介入していくことが重要なポイントとなる．

筋電義手の介入ポイントは，筋電ハンドを制御するための筋電義手装着前練習における筋群の選択と収縮の練習である．筋疲労を起こさないための練習スケジュールの調整も必要である．また義手装着練習では，ソケットの適合，ハンドと対象物とのマッチングとともに，さまざまな姿勢でのハンド制御能力の獲得が求められる．

能動義手の介入ポイントは，手先具および肘継手における複式コントロールシステムを制御するための動作獲得である．ここでは，肩甲帯および肩関節の運動学習が重要であり，コントロールシステム機構の理解を促したうえで，おのおのの運動方向と動作スピードの協調的な動作方法等の練習を，OTによる徒手的な動作誘導で行う．そして，関節の代わりとなる各継手による限られた自由度の

中で，いかに適したパーツを選択し代償動作を軽減していくか，義肢装具士との連携が重要である．さらに義手の重量に対する姿勢バランスの調整や練習の段階づけも重要な要素となる．すなわち，義手そのものに慣れることから始まり，健側肢（両手応用動作）および体幹との協調運動，そして個別性に特化した日常生活活動や社会活動（就労・就学等）へと進めることは必要不可欠であり，その重要性は筋電義手および能動義手に共通していえることである．

また，すべての義手装着者に共通する介入ポイントとして，失われた上肢の身体イメージの再構築が必要である．義手による本来の身体機能の獲得は不可能であり，それは探索器官である末梢部からの感覚フィードバック機構が機能しないため，ソケットを通じた断端部での代償的な感覚入力に頼らざるを得ない．義手の先端部は，いわゆる新たに再構築された身体イメージをマッチングさせていく作業が必要であり，その補足機能としての視知覚は欠かすことのできない重要な感覚器官となる．

なお，幻肢と身体イメージの再構築，視覚探索と対象操作，到達運動，健側肢との協調運動（両手動作）等については，実際の症例を通して紹介する．

◆ 症例報告
両手動作の獲得に向けて

左上肢切断の場合，義手を補助手として両手動作を獲得し，生活上の片手でできなかった活動が可能となったり，片手で行っていた動作がより効率的になったりする．介入例では，左前腕切断者の筋電義手操作練習につい て紹介する．

症例紹介

19歳，男性，左前腕切断．仕事中に受傷．外科的処置後，約1年間自宅生活を送り，義手の導入を希望して当院へ入院．能動義手の操作練習（目的は趣味のバイク組み立て）を実施後，人前で自然な操作（友人との外出，就労等）ができることを目的に筋電義手の操作練習を開始した．

評価

ADLは片手で自立．自宅生活はおおむね片手で可能であったが，調理・ファスナー開閉・紐結び等は不可だった．

切断肢は，断端長37％（短断端），浮腫あり，術創部周辺にしびれと中〜重度感覚鈍麻あり．安静時の切断肢の肢位は，肩関節軽度外転・外旋位，前腕回外位．可動域は前腕回内外に制限あり．筋力は肩屈曲・伸展・外転や肘屈曲・伸展でMMT 4．幻肢は健側肢より少し短く，指は5本あり随意的に運動させることが可能だが，まれに消失した．立位姿勢は左肩甲帯が軽度挙上し，右下肢への荷重が大きかった．

介入（作業療法アプローチ）

● 義手装着前練習

切断側前腕の屈筋・伸筋の筋収縮練習を実施し，相互の筋収縮を弁別（分離）できるようになり，強弱・タイミング等のコントロールを獲得した後，練習用仮義手（Otto Bock社製ハンド，比例制御システム）を用いて筋電義手装着練習を行った．

● 幻肢と身体イメージの再構築

1．介入開始時

症例は幻肢の掌背屈の運動イメージを利用

して筋収縮し，ハンド開閉を制御していた．背面でのハンド開閉は，視覚で確認できずハンドの向きがわからないため，幻肢と適合しづらく，努力を要した．

また，幻肢が実際の義手より少し短いため，対象操作において，対象物とハンド先端との距離感に誤差が生じ，対象物を弾くことが多かった．

2．介入目的・方法

まず，空間（さまざまな位置）でのハンド開閉を行い，筋収縮の強弱・タイミングによってハンドに生じる動きの理解を促した．その後，視覚的に距離感を確認しながら容易な対象物（小さいブロック等）のつかみ・放しを反復練習することで，より自然でスムーズな操作の獲得と，対象物と義手の距離感のマッチングを促した．また，対象操作の項で後述する微細な操作の練習によって，指先までの身体イメージの獲得を図る等，知覚再構築を促した．

3．結果

ハンド開閉と幻肢の運動イメージが一致しはじめた．背面での操作では，断端部で知覚するソケットの接触の仕方や動きにより，ハンドの向きをイメージできるようになった．また，対象物をスムーズにつかみ，注視時間が短縮する等，身体イメージの再構築が図られた（図5）．

●視覚探索と対象操作

1．介入開始時

視覚探索による対象物の特性やハンドの形状の理解，それらの情報にもとづく，ハンドを近づける位置・向きの学習が不十分であった．そのため，表面が平面（立方体等）であれば把持可だが，曲面（円柱・球体等）の場合，ハンド指先の形状と合わせられず，対象物が滑り落ちることが多かった．また，対象物の大きさより過大にハンドを開く，柔らかい対象物をつぶす等，対象物の大きさ・硬さに合わせてハンドの開閉幅を調整できず，接近あるいは接触した後，開き幅を試行錯誤した．そのため注視時間が長く，操作に時間を要した．

2．介入目的・方法

視覚探索による対象物の特性の理解と，ハンド形状のイメージを獲得し，ハンドを近づける位置・向きを学習するため，さまざまな対象物（輪郭・大きさ・素材・硬さ・重量）の操作練習を行った．

開閉幅調整の練習として，大小さまざまなブロックに合わせてハンドの開閉幅を調整する，スポンジや紙コップ等の柔らかい物をつぶさずにつかむ，文鎮等の重い物は強くつかむ，等を行った．

指先を対象物に合わせる練習として，輪郭が曲面（ビー玉・画鋲等）や微細（Oリング・パチンコ玉等）な物品を用いて，指腹の位置やカーブの向きを学習した（図6）．

3．結果

対象物が大きければ側方から，小さければ上方からアプローチする等，対象物の形状に合わせたハンドの位置・向きの判断が速くなった．対象物の大きさ・硬さに合わせたハンド開閉幅の調整が上達した．

パチンコ玉をつかむ際は，指尖を机に押しつけて指腹をパチンコ玉の最突出部に合わせるが，押さえつける力や向きはソケットから断端にかかる圧力やその方向を感じて微調整できるようになった．

また，把持位置・向きや指先を意識した反復的な学習により，身体イメージが指先まで延長され，対象物との距離感の微調整がスムーズになった．

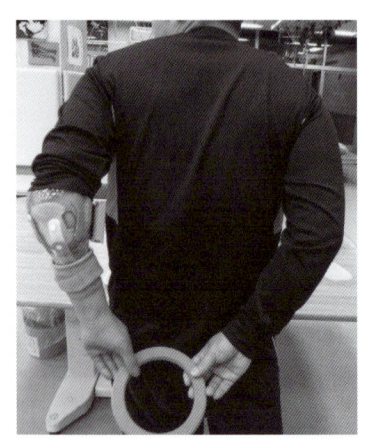

図5 身体イメージの再構築（背面での操作）

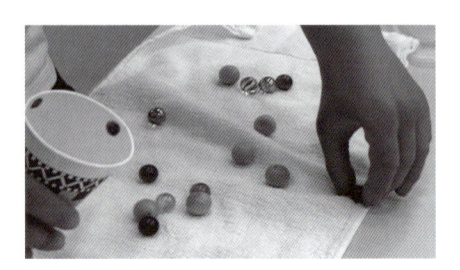

図6 視覚探索と対象操作（指先を対象物に合わせる練習）

● 到達運動

1. 介入開始時

義手の重量を断端で支持しながらリーチングしなければならず，ハンド開閉自体にも努力を要するため，リーチングとハンド開閉を同時に行えず，リーチングして対象物に接近した後，ハンド開閉操作を開始していた．

また，受傷後に切断肢の使用が減少したためか，肘関節屈伸が無意識的に行えず，肩甲帯・肩関節により代償していた．前腕回内は，短断端のため可動域制限があり，肩外転・内旋の代償が著明であった．手関節の動きは，健側肢でハンドのリスト部分を回旋させて行うが，操作のタイミングや向きの判断が遅く，スムーズさに欠けた．

2. 介入目的・方法

対象操作の項で挙げた練習により，リーチングとハンド開閉のタイミングのスムーズ化を図った．

また，運動の方向や範囲等を拡大して，持ち運びの練習（下方・上方に輪を移動する等）を行い，上肢の協調運動（肩・肘との協調的な動き）や対象物と上肢・体幹の位置関係の学習を図った．

義手の重量を支持し上肢を空間定位して操作する能力の獲得を図るため，高い位置での物品操作や空間での紐結び等を練習し，また義手装着時間の延長（日中時間帯は極力装着）を行った（図7）．

3. 結果

机上においてリーチングとハンド開閉のタイミングがスムーズとなり，上方・下方での操作も徐々に努力性が軽減した．粗大運動を伴うリーチングでは，肘の動きが自然となった．空間での操作は，肩関節周囲の筋力向上により空間定位しやすくなった．

● 健側肢との協調運動（両手動作）

1. 介入開始時

生活場面では片手での動作方法が確立されていたため，更衣，財布からお金を出す，布団の出し入れ等は右手のみで行い，左手の使用は少ない．義手の補助的な使用を促すが，つかみ・放しのタイミングや合わせる向きを試行錯誤するため，スムーズさに欠ける．

2. 介入目的・方法

健側肢と協調して，対象物の固定や持ち替え等を行い，両手動作をスムーズに行うため，書字，紐編み，プラモデル等の手工芸や日常生活に関連する活動を行った．さまざまな活動の中で，ハンドでどのように固定するか（押さえる・把持する等），健側肢・ハンドのどちらを固定として用いるか等を学習し，両手動

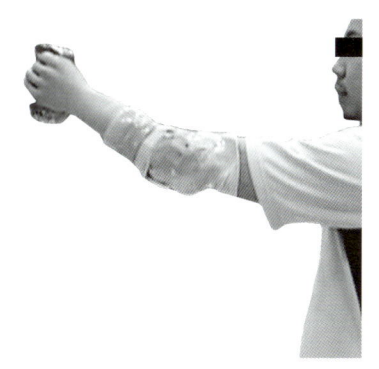

図7 到達運動（空間での操作練習）

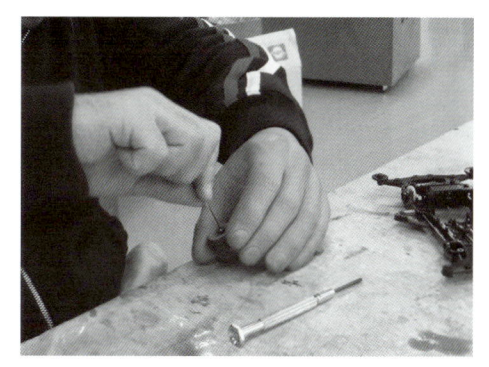

図8 健側肢との協調運動（プラモデルの組み立て）

作の中で自然に義手が使用できるよう練習した（図8）．

3．結果

つかみ損ねることや動作を遅らせるほど注視することなく，傘を開く，新聞を読む等が両手で行えるようになった．調理や靴紐結び等，片手ではできなかった活動ができるようになった．

まとめ

切断から1年間，片手での生活を送っていた症例であったが，義手を用いた両手動作を獲得後，生活場面で日常的に筋電義手を装着するようになった．片手ではできなかった動作，たとえば両手で大きい物を運ぶ，右手で携帯を操作しながら左手で物を取る，麻雀の牌を両手で積む等，症例の日常に組み込まれた活動を再獲得できた．

義手は，症例にとって切断された上肢機能を代償する一手段である．しかし，義手操作の習熟によって両手動作が可能となり，生活上のできる活動が拡大することは確かである．OTが切断者に選択肢の一つとして義手を示し，その人の望む活動が実現するまで使いこなせるよう支援することが，切断者の生活支援に重要であると考える．

おわりに

上肢切断者に対する上肢機能アプローチは，切断後の断端，残存機能，義手を総合的に考えて行わなければならない．必ずしも義手は使用しなければならないものではないが，生活において効果的な道具であることは間違いない．義手は，失われた手の代替の役割があるが，作業目的を遂行する道具でもある．OTは，使用者に寄り添い，ニーズを捉え，練習等のさまざまな取り組みに共感・共有して良質で適切量の作業療法を行うことを忘れてはならない．

義手は，使用者の身体に快適に装着され，快適に操作することができ，作業の目的を達成できなければならない．そうすることで義手は，使用者の身体の一部・生活の一部となることができる．

◎**文献**

1）澤村誠志：切断と義肢．医歯薬出版，2007

2) 大庭潤平, 他：片側前腕切断者における筋電義手と能動義手の作業能力の比較―両手を用いた ADL と心理的影響について. 総合リハ 34：673-679, 2006
3) 陳　隆明（編）：筋電義手訓練マニュアル. 全日本病院出版会, 2006
4) 古川　宏（編）, 日本作業療法士協会（監）：作業療法技術学 1―義肢装具学. 作業療法学全書, 第 9 巻, 改訂第 3 版. 協同医書出版社, 2009
5) 大庭潤平, 他：木材加工業への復帰に Greifers 型筋電義手が有効であった上肢切断者の 1 例. 総合リハ 36：497-500, 2008
6) 阿江通良, 他：日本人アスリートの身体部分慣性特性の推定. バイオメカニズム　11：23-33, 1992
7) 日本義肢装具学会（監）, 澤村誠志（編）：義肢学, 第 2 版. 医歯薬出版, 2010
8) 柴田八衣子, 他：上肢切断の作業療法. 三上真弘, 他（編）：最新義肢装具ハンドブック. 全日本病院出版会, pp 21-31, 2007
9) 中村春基：義手の構成と操作における装着訓練. 黒川幸雄, 他（編）：義肢装具. 理学療法 MOOK 7, 三輪書店, pp 124-137, 2003

索引

あ

アイロン　46
アクティビティ　34
アクティブ・タッチ　23, 36, 45
圧迫療法　147
生け花　71
維持期（生活期）　68
意思伝達装置　139
移乗動作　69
移動　29
色鉛筆　46
運動制御　28
腋窩リンパ節郭清　142, 143, 144
鉛筆　47
お手玉　35
おはじき　40
オプティカルフロー　22, 24
オリエンテーション　9

か

回転モーメント　87
回復期　59
化学療法　143
学習　20
過剰代償　23
肩の痛み　69
片麻痺者　23
カックアップスプリント　102, 126
寡動　76
紙　40
感覚　14
感覚器官　28
感覚入力　64
感覚フィードバック機構　153
環境　20
慣性モーメント　44
関節可動域　135
関節リウマチ　90
義手　152, 153
急性期リハビリテーション　52
強直　91
筋アライメント　16
筋萎縮　133
筋萎縮性側索硬化症　129
筋電義手　153, 154
空間認知　21
首下がり　134
くも膜下出血　54
グラスプ　25
頸髄損傷　83
形態認知　21
結帯　111
結髪　111
肩甲骨　7, 30
肩甲帯　7, 29
言語的介入　21
幻肢　151
コイン　40
更衣動作　79
高エネルギー外傷　119, 121
コーン　38, 39
固縮　76, 78
コスメティック　61
骨折　107
固定的方略　84
コミュニケーション　29

さ

鎖骨　29
視覚探索　24
視覚探索（注視）　21
視覚的介入　21
支持基底面　84
ジスキネジア　76
姿勢アライメント　16
姿勢活動　32
姿勢筋緊張　7, 15
姿勢コントロール　65, 66, 83
姿勢制御　28, 31, 60, 83, 84
姿勢セット　38
姿勢（中枢部）コントロール　60
姿勢調節　29, 32
尺側手根屈筋　9
尺骨神経損傷　103
手関節　118, 123
手根管症候群　100, 124, 126
手掌腱膜　9
上肢機能　7, 20
小指球　9
小指球筋　9, 133
小字症　79
小字症（micrographia）　76
上肢の機能的役割　7
上肢リンパ浮腫　143
掌側ロッキングプレート　120
上腕骨近位端骨折　108
上腕能動義手　154
食事動作　78
振戦　76
身体イメージ　20
身体印象　20, 44
身体感覚　83
身体図式　20, 33, 44, 68, 83
身体像　33, 44
身体知覚　20
新聞紙　64
スキンケア　146
すくみ現象　78
すくみ現象（freezing phenomen-

on) *76*
ストレートアプローチ *22*
ストレッチ *105*
スプーン *46*
スプーン操作 *47*
スプリント *94, 101*
正中神経損傷 *100*
正中神経麻痺 *101*
脊髄損傷 *83*
切断 *151*
先行随伴性姿勢調整 *60*
先行随伴性姿勢調節 *32*
前腕能動義手 *154*
操作 *28*
操作器官 *28*

た

滞空能力（プレーシング） *22*
代償 *60*
代償運動 *101, 153*
対象操作 *21, 22*
代償動作 *91*
ダイナミック・タッチ *15, 17, 23, 44*
立ち上がり *69*
探索 *28*
弾性着衣 *147*
弾性包帯 *147*
知覚 *14, 17*
知覚–運動経験 *45*
知覚探索 *14*
知覚探索–操作器官 *20, 21, 23, 26*
知覚探索器官 *17*
つまみ動作 *12*
積み木 *38, 39, 40*
定位 *9, 83*
定位反応 *9*
手外科疾患 *118*

手先具 *152, 153*
手の構え（プレシェーピング） *21*
道具 *17, 28, 43*
道具操作 *15, 43*
道具の特性 *43*
橈骨遠位端骨折 *112, 118, 119*
橈骨神経損傷 *101*
豆状骨 *9*
到達運動 *21, 22*
疼痛 *133*
糖尿病 *99*
徒手的介入 *21*
トリックモーション *101*

な

乳がん *142*
ニュートラルポジション *30, 31*
縫い針（運針） *46*
ねじれの戦略（strategy） *69*
捻髪音 *93*
脳血管障害維持期（生活期） *68*
脳血管障害回復期 *59*
脳血管障害急性期 *52*
能動義手 *152, 153*
のこぎり *46*

は

パーキンソン姿勢 *76*
パーキンソン病 *75*
ハーネス *152*
はさみ *46*
バランス *28, 29*
バランス器官 *28*
ハンドセラピィ *123*
被殻出血 *56*
皮膚タッチ *23*

フィードバック *14, 31, 32*
フィードバック機構 *23*
フィードフォワード *14, 31*
フィードフォワード機構 *21, 23*
フィードフォワード制御 *38*
物品操作 *60*
筆（書道） *46*
振り子運動 *110*
プレーシング *63*
ヘアブラシ *46*
ペグ *38, 39, 40*
ペットボトル *64*
棒 *37, 38*
棒切れ現象 *15*
放射線療法 *143*
ポータブル・スプリング・バランサー *88, 139*
母指球 *9*
母指球筋 *133*
ボディ・イメージ *20, 33, 44*
ボディ・シェーマ *20, 44, 68*
ボディ・スキーマ *20, 33, 44, 68*

ま

末梢神経損傷 *99*
魔法の杖現象 *15*
矛盾性運動 *76*
ムチランス *91*
無動 *76*

や

用手的リンパドレナージ *145, 146*
翼状肩甲 *84, 86*
予測的姿勢制御 *32*

ら

リーチ *38, 64, 85*
リーチング *21, 22, 24, 158*
リストラウンダー *100, 103, 104*
離断 *151*
リリース *21, 22, 25, 38*
リンパドレナージ *147*
リンパ浮腫 *142, 145, 146*

わ

輪 *38, 39*
ワイピング *63*

腕神経叢麻痺 *143*

欧文

activity *34*
ADL *68*
amputation *151*
amyotrophic lateral sclerosis（ALS） *129, 130*
anticipatory postural adjustments（APA's） *32*
core-stability *30*
Disabilities of the Arm, Shoulder and Hand（DASH） *122, 127*
disarticulation *151*
locking compression plate（LCP） *107, 108, 112*
manual lymphatic drainage（MLD） *145, 147*
Parkinson's disease *75*
RA *90*
scapula setting *30*
Unified Parkinson's Disease Rating Scale（UPDRS） *75, 76, 77, 79*
wearing-off 現象 *76*

山本伸一（やまもと　しんいち）
1987年（昭和62年），愛媛十全医療学院卒業．
2012年（平成24年）4月現在，山梨リハビリテーション病院リハビリテーション部副部長，同作業療法課課長．日本作業療法士協会常務理事，制度対策部長．健康科学大学評議員・客員教授．
日本リハビリテーション病院・施設協会理事，山梨県作業療法士会会長，作業療法コラボレーション研究会世話人，日本ボバース研究会学術局長，活動分析研究会（SIG）会長，CVA時期別OT研究会会長，『作業療法ジャーナル』誌編集委員．ボバース国際インストラクター．

疾患別　作業療法における上肢機能アプローチ

発　行	2012年5月20日　第1版第1刷
	2017年10月10日　第1版第4刷Ⓒ
編　者	山本伸一
発行者	青山　智
発行所	株式会社　三輪書店
	〒113-0033　東京都文京区本郷6-17-9　本郷綱ビル
	TEL 03-3816-7796　FAX 03-3816-7756
	http://www.miwapubl.com/
表紙・本文デザイン	関原直子
印刷所	三報社印刷株式会社

本書の内容の無断複写・複製・転載は，
著作権・出版権の侵害となることがありますのでご注意ください．
ISBN978-4-89590-408-7

JCOPY ＜（社）出版者著作権管理機構　委託出版物＞
本書の無断複製は著作権法上での例外を除き禁じられています．
複製される場合は，そのつど事前に，（社）出版者著作権管理機構（電話03-3513-6969, FAX 03-3513-6979, e-mail：info@jcopy.or.jp）の許諾を得てください．

■ PT・OT・ST連携に必須の共有基礎知識を1冊に凝集。
脳科学発展時代のチームリハビリテーションに必須の書誕生！

PT・OT・STのための脳損傷の回復期リハビリテーション
運動・認知・行動からのアプローチ

編著　森田 秋子（初台リハビリテーション病院）
著　　運動・認知・行動研究会

　回復期リハビリテーション病棟で働く理学療法士、作業療法士、言語聴覚士の数は、年々増え続けている。脳の損傷により生じる運動・認知・行動の障害は、互いに関連し合っているため、切り離して考えられるものではない。そのため3職種は情報を寄せ合い、深め合い、掘り下げ合うための連携をとらなければならない。本書は、理学療法士、作業療法士、言語聴覚士の個々の専門性の上に共通して理解できる領域を広げ、情報を共有することで患者の全体症状を捉え、効果的なリハビリテーションを行うために、質の高い連携を進めることを目的とした手引書である。認知と行動もわかる理学療法士、運動と行動もわかる言語聴覚士、行動から認知と運動をみることができる作業療法士を目指して、本書をひらいてほしい。

■ 主な内容 ■

第1章　疾患と病歴の理解，リスク管理
第2章　運動の理解
第3章　高次脳機能障害の理解
　　　　──高次脳機能障害の構造的理解に向けて
　　基盤的認知能力
　　通過症状群の理解
　　個別的認知能力
第4章　ADLの理解
第5章　歩行の理解
第6章　摂食・嚥下障害の理解
第7章　コミュニケーションの理解
第8章　生活背景と社会資源の理解
第9章　ADLの予後予測

第10章　脳損傷の回復期リハビリテーションの実際
第11章　事例
　1. 退院後の「するADL」を意識したアプローチによって
　　 自宅内歩行自立，一部家事動作獲得に至った事例
　2. 注意の転導に対して声出し確認が有効であった事例
　3. 基盤的認知能力の変化に合わせて
　　 アプローチ方法を変更した右半球損傷の事例
　4. 基盤的認知能力の回復が不十分で
　　 ADLが自立に至らなかった摂食・嚥下障害の事例
第12章　プロフェッショナルになるために
　1. 回復期リハビリテーション病棟の理学療法士
　2. 回復期リハビリテーション病棟の作業療法士
　3. 回復期リハビリテーション病棟の言語聴覚士
第13章　回復期リハビリテーションにおける
　　　　臨床研究のすすめ

● 定価（本体3,600円+税）B5 頁220 2012年 ISBN 978-4-89590-396-7

お求めの三輪書店の出版物が小売書店にない場合は，その書店にご注文ください．お急ぎの場合は直接小社に．

〒113-0033
東京都文京区本郷6-17-9 本郷綱ビル

三輪書店

編集☎03-3816-7796　FAX03-3816-7756
販売☎03-6801-8357　FAX03-6801-8352
ホームページ：http://www.miwapubl.com

■ 中枢神経疾患の対象者の能力を最大限に引き出す方法を伝授!

中枢神経系疾患に対する作業療法
具体的介入論からADL・福祉用具・住環境への展開

編集　山本 伸一（山梨リハビリテーション病院）

セラピストが"脳の可塑性"を考慮して適切な課題を提示し、介入することによって、中枢神経疾患の対象者の能力、可能性は変化する。本書では、「神経−筋再学習」の基礎から作業療法士の具体的介入論、ADL・福祉用具・住環境整備への展開までを網羅。健常者と対象者の動作を分析し、その治療的介入のポイント（知覚−運動アプローチ）を症例とともに提示。中枢神経疾患のリハに携わる作業療法士・理学療法士のための実践書である。

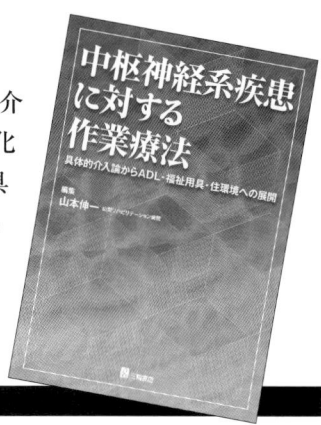

■ 主な内容 ■

序 論 …… 山本伸一，他

第1章　神経−筋再学習
1. 神経−筋再学習の基礎
　―どんな機序で回復するのか …… 丹羽正利
2. ボバースコンセプト …… 山本伸一
3. 各種理論の実践―認知運動療法 …… 宮口英樹

第2章　基本動作の分析と具体的介入例
　　　　―上肢機能・アクティビティまで―
総論　介入の基本原則 …… 山本伸一
1. ポジショニング―背臥位・車いす等 …… 野頭利幸
2. 寝返り …… 長澤　明
3. 片麻痺者の起き上がりへのアプローチ …… 佐尾健太郎
4. 座位 …… 野頭利幸
5. 座位からの立ち上がり …… 青木栄一
6. 立位から歩行、応用歩行まで …… 工藤　亮
7. 成人片麻痺者における上肢機能の分析と介入例
　　　　　　　　　　　　　　　　…… 山本伸一
8. アクティビティの特徴と治療展開の紹介
　―活動分析の視点から …… 髙橋栄子
9. アクティビティの特徴と治療展開の紹介
　―認知運動療法の視点から …… 宮口英樹，他
10. 実技練習のためには …… 玉垣　努

第3章　日常生活活動への知覚運動アプローチ
1. 食事 …… 廣田真由美
2. 整容 …… 井上　健
3. 更衣 …… 磯野弘司
4. トイレ …… 保谷勝義
5. 入浴 …… 水原　寛
6. 調理 …… 永田誠一
7. 掃除 …… 中島聡子
8. 車の乗り降り1 …… 平石武士
9. 車の乗り降り2 …… 田中紀子

第4章　福祉用具1：日常生活活動関連
1. 食事における環境設定と福祉用具の活用
　　　　　　　　　　　　　　　…… 渡部昭博，他
2. 整容 …… 内田智子，他
3. 更衣―衣服の選択・工夫を中心に …… 井上慎一
4. トイレ（排泄）活動
　―尿器・ポータブルトイレを活用した介入について
　　　　　　　　　　　　　　　…… 小野田直人
5. 入浴での福祉用具の使用 …… 関根圭介
6. 調理活動―その効率性と実用性 …… 渡邊基子
7. 掃除―掃除用具操作における知覚−運動要素と
　環境への適応性における視点を考慮した介入
　　　　　　　　　　　　　　　…… 門脇達也

第5章　福祉用具2：住宅環境関連
総論　CVAにおける住宅環境評価の視点 …… 三沢幸史
1. 玄関 …… 齊藤敬子
2. 片麻痺者に対する廊下・階段の環境調整のための視点
　　　　　　　　　　　　　　　…… 桐竹清文
3. 「台所」という住宅環境に対する評価の視点
　　　　　　　　　　　　　　　…… 富村香里
4. トイレ …… 青木佳子
5. 片麻痺者に対する浴室環境調整のための視点
　　　　　　　　　　　　　　　…… 桐竹清文
6. 寝室 …… 髙橋信雄

● 定価（本体3,600円+税）　B5 頁270　2009年　ISBN 978-4-89590-331-8

お求めの三輪書店の出版物が小売書店にない場合は、その書店にご注文ください。お急ぎの場合は直接小社に。

〒113-0033
東京都文京区本郷6-17-9 本郷綱ビル

三輪書店

編集☎03-3816-7796　FAX 03-3816-7756
販売☎03-6801-8357　FAX 03-6801-8352
ホームページ：http://www.miwapubl.com

■ 作業療法士として、これだけは知っておきたい！解剖・運動学に基づいた ROM 治療

臨床OT ROM治療
運動・解剖学の基本的理解から介入ポイント・実技・症例への展開

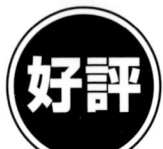

好評

編集　山本 伸一

　関節可動域（以下 ROM）への介入は、今も変わらず作業療法の臨床で行われている治療である。ROM 治療は、関節の可動域の問題だけを解消するのではない。それにまつわる感覚－知覚運動、活動範囲や精神的波及などまで影響があり、見過ごしてはならないアプローチのひとつである。しかしながら、それに対して特化した作業療法の書籍はまだ存在していない。本書は、これらの介入に対する指針を示すことを目的に、基本的知識から実技までを解説した作業療法士必携の1冊。

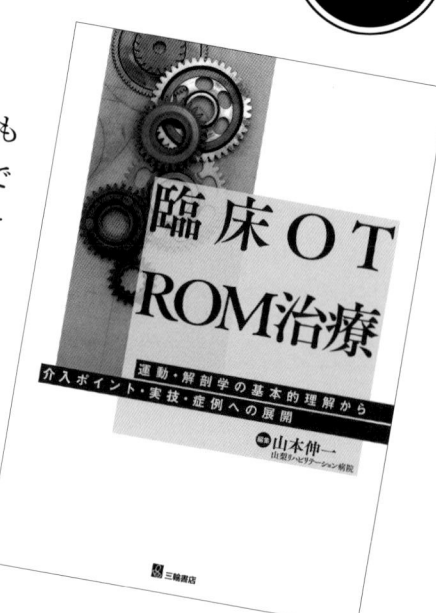

■ 主な内容 ■

序文

第Ⅰ部　総論
解剖・運動学に基づいた ROM 治療とは

第Ⅱ部　上肢・体幹の構造と ROM 治療
1. 肩甲帯-肩関節
2. 肩関節
3. 肘関節
4. 手関節
5. 手
6. 体幹（骨盤周辺）

第Ⅲ部　下肢の構造と ROM 治療
1. 股関節
2. 膝関節
3. 足関節

第Ⅳ部　症例報告 ― 疾患別 ROM 治療の実践
1. 上腕骨骨折
2. 橈骨遠位端骨折
3. 拘縮肩
4. 脳血管障害－上肢（肩甲帯）
5. 脳血管障害－上肢（手）
6. 脳血管障害－下肢
7. 脊髄損傷
8. 関節リウマチ

● 定価（本体 4,200 円+税）B5　256頁　2015 年　ISBN 978-4-89590-509-1

お求めの三輪書店の出版物が小売書店にない場合は、その書店にご注文ください．お急ぎの場合は直接小社に．

〒113-0033
東京都文京区本郷6-17-9 本郷綱ビル

三輪書店

編集☎03-3816-7796　FAX03-3816-7756
販売☎03-6801-8357　FAX03-6801-8352
ホームページ：http://www.miwapubl.com